CONFÉRENCES

DE

l'Association Professionnelle des Externes et Anciens Externes

DES HOPITAUX DE PARIS

INTERNAT

M. le Dr L. JUSTIN-BESANÇON, *Interne des Hôpitaux, Licencié ès-Sciences :*

PLANS DE PHYSIOLOGIE

M. le Dr A. BOCAGE, *Interne des Hôpitaux de Paris :*

HÉMORRAGIE CÉRÉBRALE

M. le Dr R. JOUSSEAUME, *Interne des Hôpitaux de Paris :*

SIGNES, DIAGNOSTIC ET TRAITEMENT DES MASTOÏDITES AIGUËS

M. le Dr Maurice LAMY, *Interne des Hôpitaux :*

FORMES CLINIQUES DE LA MÉNINGITE TUBERCULEUSE

M. le Dr Maurice BERNARD, *Interne des Hôpitaux, Aide d'Anatomie :*

COXALGIE. - SIGNES ET DIAGNOSTIC

INDEX BIBLIOGRAPHIQUE

FASCICULE VI

PARIS

AMÉDÉE LEGRAND, ÉDITEUR

93, BOULEVARD SAINT-GERMAIN, 93

1921

Prescriptions Courantes :

ANÉMIE

Carnine Lefrancq Suc de Viande de Bœuf Crue, Concentré à Froid.

PRESCRIPTION : 1 à 2 cuillerées à soupe, au début du repas, dans un liquide froid (bouillon, lait, eau, etc.), ou pure.

MÉTRITES

Ovules Chaumel Ichthyol

PRESCRIPTION : Introduire l'Ovule dans la cavité vaginale, la malade étant couchée. Se garnir comme au moment des règles.

CONSTIPATION

Suppositoires Chaumel Adultes

PRESCRIPTION : Tremper le Suppositoire dans l'eau tiède et l'introduire dans l'anus. Le pousser avec le doigt (il est bien placé lorsqu'on l'a senti cheminer et que, brusquement, il ne donne plus la sensation d'être dans l'anus).

HYGIÈNE INTIME DES DAMES

Poudre Chaumel

PRESCRIPTION : 1 sachet pour 1 à 2 litres d'eau chaude, pour lavages, injections. Action décongestive, antiseptique et adoucissante.

PREMIÈRE DENTITION

Sirop Delabarre

PRESCRIPTION : Frictionner légèrement les gencives avec le doigt humecté d'une goutte de Sirop Delabarre. Calme les cris de l'enfant et facilite la sortie des dents.

Envoi de Littérature et d'Échantillons sur demande

ÉTABLISSEMENTS FUMOUZE, 78, Fg Saint-Denis - PARIS

R . C. Seine 25-47

Questions d'Internat

FASCICULE I

MAY. — Hémorragies Méningées.
LANTUÉJOUL. — Rupture de l'Utérus.
PETIT-DUTAILLIS. — Anévrysme Artério-Veineux.
DE GAUDART-D'ALLAINES. — Pyélonéphrites.
BOCAGE. — Formes cliniques de la Pneumonie.

FASCICULE II

M. LEROUX. — Les Opérations Césariennes.
DE GENNES. — Formes cliniques de l'Urémie.
BOPPE. — Cancer du Rein.
LEBLANC. — Hématémèses.
TOURNEX. — Les Plaies pénétrantes de l'Abdomen.

FASCICULE III

MARTIN. — Tumeurs bénignes du Sein.
SCHULMAN. — Signes et Diagnostic de la Gangrène pulmonaire.
LANTUÉJOUL. — Mort apparente du Nouveau-Né.
BOULIN. — Leucémies myéloïdes
DE GAUDART D'ALLAINES. — Ruptures traumatiques de l'Urètre.

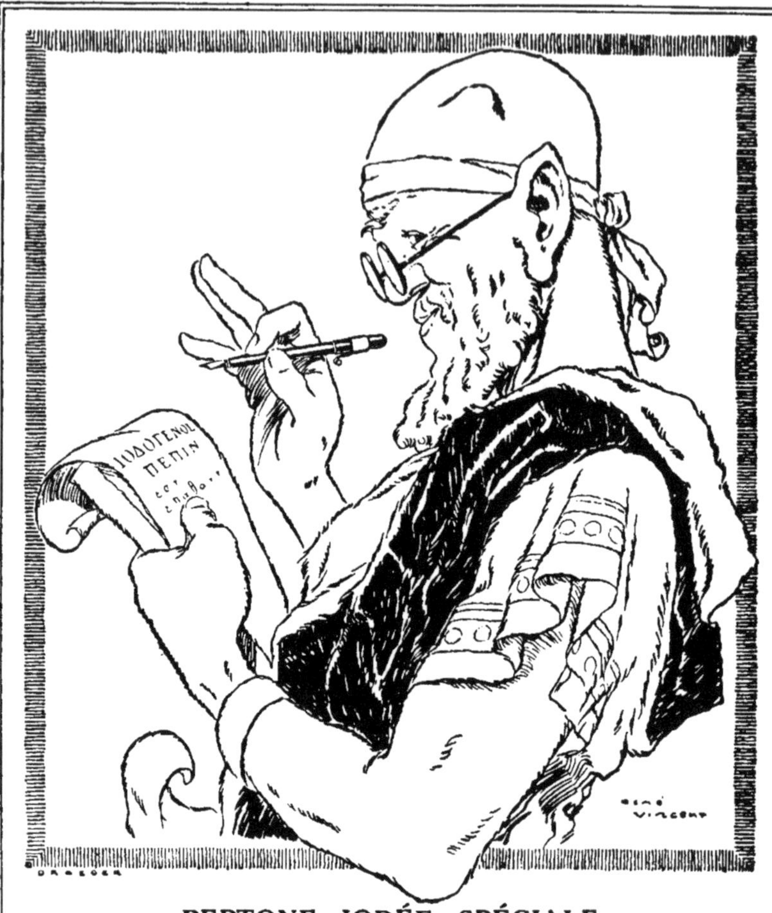

R. C. Seine 133-142

FASCICULE IV

de Gaudart d'Allaines. — Fistules pleurales.
Bonnecaze. — Tuberculose annexielle.
Levesque. — Formes chimiques des Péricardites aiguës.
Machavoine. — Orchi-Epididmyte Tuberculeuse.
Broca. — Signes et diagnostic des Paralysies diphtériques.

FASCICULE V

Hamburger. — Complications pleuro-pulmonaires de la Grippe.
Leibovici. — Plaies du Cœur.
Boulin. — Signes et diagnostic du Paludisme.
Larget. — Fractures de Côtes.
Lepaumier. — Complication des Kystes de l'Ovaire.

FASCICULE VI

Justin-Besançon. — Notes de Physiologie pour l'Internat.
Bocage. — Hémorragie cérébrale.
Jousseaume. — Signes, diagnostic et traitement des Mastoïdites aiguës.
Lamy. — Formes cliniques des Méningites tuberculeuses.
Raymond Bernard — Coxalgie.

1

Plans de Physiologie

par M. L. Justin-Besançon, interne des Hôpitaux, licencié ès-sciences

THYROIDE ET PARATHYROIDE

Action considérable de ces glandes sur le MÉTABOLISME GENERAL. Physiologie bien connue après les premiers accidents chirurgicaux consécutifs à la thyroïdectomie (Schiff, Kocher, Reverdin). Types de glandes purement endocrines.

I. HISTOPHYSIOLOGIE.

a) **Thyroïde.** Vésicules entourées de cellules envoyant leur sécrétion à la fois dans les vésicules (substance colloïde) et dans le sang, comme l'a montré M. Garnier.

b) **Parathyroïdes.** Sécrétion endocrine manifeste mais pas de vésicules.

c) **Relations histophysiologiques entre les deux glandes.**
Hyperplasie parathyroïdienne après thyroïdectomie simple.
Présence d'iode dans les deux glandes.

II. EXPÉRIMENTATION.

Confirme la séparation du rôle des deux glandes (Moussu) sans infirmer la possibilité d'une interaction (Gley).

A. THYROIDE.

1. Effets de l'ablation (en respectant les parathyroïdes).

A) CHEZ UN SUJET JEUNE.

On constate de l'indifférence, de l'apathie. La peau devient sèche. Il y a des troubles du développement du squelette, atrophie des cartilages épiphysaires, de l'atrophie génitale. On note du ralentissement du pouls, de l'hypotension, de l'hypothermie, de l'anémie.

B) CHEZ L'ADULTE.

Troubles somatiques moins accusés. Accidents lors de l'accouchement, troubles de l'ovulation. Sensibilité au froid.

2. Action des extraits thyroïdiens (ingestion ou injection).

Doivent leur activité à une substance iodée (*thyroxine de Kindall*). *Fait capital : ils remédient aux accidents de la thyroïdectomie.*

PLANS DE PHYSIOLOGIE

a) Action sur le métabolisme des protéides.

D'où amaigrissement, augmentation de l'élimination de l'urée.

b) Action sur les hydrates de carbone.

Influence sur la glycogénèse hépatique, la glycolyse sanguine.

c) Activation de la morphogénèse.

d) Augmentation des hématies, diminution de la coagulabilité sanguine.

e) De toutes façons augmentation du métabolisme basal.

B. PARATHYROIDE.

L'ablation est le seul procédé d'expérimentation.

Début des accidents 24 à 48 heures après l'opération : apathie, tremblement. Puis raideur, accès convulsifs, tachycardie, polypnée, vomissements, constipation, urines rares, augmentation du Co² exhalé et surtout élimination de Ca. Enfin hyperexcitabilité électrique des muscles.

Mort rapide.

Dans certaines formes chroniques on observe de la décalcification des os, ulcération de la peau, chute des poils.

Explication des accidents. Les accidents semblent se faire par l'intermédiaire de :

Une élimination exagérée de Ca et Mg. Les troubles s'amendent après ingestion de sels de chaux.

Une acidose : augmentation de l'ac. β oxybutyrique.

Des lésions hépatiques (Morel et Rathery).

III. PHYSIOLOGIE PATHOLOGIQUE.

1. Thyroïde.

a) Myxœdème.

Montrer les accidents progressifs, la diminution du métabolisme basal.

b) Basedow.

Discuter le rôle du sympathique.

Montrer l'élévation du métabolisme de base, les tests à l'adrénaline de Gœtsch, de Loevi, les épreuves à la quinine, l'acétonitrine, etc.

2. Parathyroïde.

Tétanie.

Faire le parallèle entre tétanie post-opératoire et tétanies du nourrisson, de la dilatation gastrique, de certaines infections.

Insister sur l'hyperexeitabilité des nerfs.

PLANS DE PHYSIOLOGIE

GLANDES SURRÉNALES

La physiologie distingue, comme l'histologie et l'embryologie, la **CORTICALE** et la **MÉDULLAIRE**.

I. HISTOPHYSIOLOGIE.

1. Substance corticale :

A) Grosse teneur en CHOLESTÉRINE (rôle antitoxique).

B) Inclusions de PIGMENTS augmentant avec l'âge (rôle pigmentopexique).

C) Modifications pendant L'INANITION.

D) Hyperplasie pendant la GESTATION.

2. Substance médullaire :

Présente une réaction CHROMAFFINE (sécrétion de l'ADRÉNALINE).

II. EXPÉRIMENTATION.

Deux moyens d'investigation.

1. Ablation de la glande.
2. Etude des extraits et de l'adrénaline.

1. Ablation totale (réalisée par Brown-Séquard).

On observe :

A) MORT rapide : 17 à 26 heures chez le chien (Langlois).
1/6 à 1/11e de la glande suffit pour maintenir la vie.

B) Après une PÉRIODE D'ATTENTE, les sujets présentent de L'APATHIE, des VOMISSEMENTS, une FAIBLESSE GÉNÉRALE, de la dyspnée, une extrême MYASTHÉNIE.

C) La toxicité du sang augmente ; les animaux décapsulés meurent plus vite si on les surmène ; la résistance aux poisons (strychnine) est diminuée. Les surrénales ont donc un RÔLE ANTITOXIQUE (Langlois), peut être en rapport avec leur richesse en lipoïdes.

D) *La tension artérielle reste souvent normale* (argument pour M. Gley qui conteste le rôle de l'adrénaline dans la T. A.).

2. L'étude des extraits surrénaux révèle leur pouvoir hypertensif.

Cependant M. Roger a isolé un pigment noir (hypotenseur) et un pigment rouge.

Takamine a isolé le principe actif, cristallisé, de ces extraits : l'adrénaline.

L'adrénaline existe en faible quantité dans la surrénale (réactions de Vulpian, Abelous, Gautier, Ramond).

A. RÔLE EXPÉRIMENTAL.

A) *Action mécanique.*

L'adrénaline élève la tension artérielle, renforce les systoles cardiaques, ralentit le cœur.

PLANS DE PHYSIOLOGIE

L'hypertension est fugace, car l'adrénaline disparaît vite de la circulation sanguine ; seule l'injection *intra-veineuse* élève la tension avec des doses infimes d'adrénaline. Cette hypertension est due à la vaso-constriction ; les vaisseaux coronaires du cœur, cérébraux se contractent cependant peu.

b) Action sur le sympathique.

L'adrénaline excite le sympathique, ce qui explique l'action sur les vaisseaux, le sympathique réglant la vaso-constriction. Elle provoque la mydriase.

c) Action humorale.

Hyperglycémie et glycosurie après injection.

Athérome artériel par injection prolongée (Josné).

d) Action toxique.

Combinée à l'hypertension dans la production de l'œdème pulmonaire expérimental.

B. Rôle physiologique.

L'adrénaline existe dans la veine surrénale. L'excitation du N. splanchnique provoque *l'adrénalino-sécrétion.*

a) Mais pour *M. Gley*, l'adrénaline est un déchet sans rôle dans le tonus vasculaire.

b) Cependant *MM. Tournade et Chabrol* ont montré son rôle vaso-tonique, chez le vivant en réalisant l'anastomose surréno-jugulaire, entre deux sujets.

III. PHYSIOLOGIE PATHOLOGIQUE.

1. Substance médullaire :

a) Insuffisance surrénale aiguë.

b) Maladie d'Addison où la mélanodermie prête à discussion.

2. Substance corticale : Insufisance : nanisme infantile à type sénile.

CANAL THORACIQUE

---

1) **GRANDE VOIE D'ABSORPTION DES GRAISSES.**

2) **PRINCIPAL CANAL LYMPHATIQUE.**

I. MOYENS D'ÉTUDES.

Chez l'homme : fistules traumatiques, post-opératoires.

Chez l'animal : a) fistule expérimentale à la base du cou (opération délicate chez le chien : on abouche à la peau le segment de la veine sous-clavière où se jette le canal).

b) fistule de la citerne de Pecquet (M. Camus).

PLANS DE PHYSIOLOGIE

II. PHYSIOLOGIE.

1. Circulation. — Dans ce canal vertical, plusieurs causes contribuent à la circulation :

A) Les parois du canal renferment muscles et nerfs constricteurs et dilatateurs.

B) Les mouvements du sujet, les battements des gros vaisseaux voisins.

C) L'appel veineux, faisant siphon à l'ouverture du canal où se trouve une valvule.

D) Les mouvements de la respiration.

L'aspiration de la plèvre.

Le refoulement du diaphragme.

E) Enfin et surtout *la poussée lymphatique.* Véritable « vis a tergo » ; la poussée augmente lorsqu'on exerce une pression sur l'abdomen.

2. Le transport des graisses.

Les graisses portées par les chylifères, après avoir franchi le relais mèsentérique, arrivent à la citerne de Pecquet. Le canal les déverse dans la veine sous-clavière qui les mène au poumon où elles sont en grande partie détruites : lipodiérèse pulmonaire (M. Roger et M. L. Binet).

3. La lymphe : indiquer les propriétés principales ; incolore dans l'intervalle des digestions, riche en leucocytes, etc.

NERF FACIAL INTRAPÉTREUX

Le tronc du nerf facial dans le rocher, constitué par la fusion du facial, proprement dit, et du nerf de Wrisberg, est un **NERF MIXTE** à la fois **moteur, vaso-moteur** et **sécrétoire,** par ses fibres centrifuges, **sensoriel** et **sensitif** par ses fibres centripètes ayant leurs cellules-relais dans le ganglion géniculé.

A. FIBRES CENTRIFUGES.

I. FONCTION MOTRICE (Voir les questions de pathologie sur les paralysies faciales).

Discuter les traits différentiels des paralysies d'origine intrapétreuse.

Montrer que le facial moteur intéresse :

1°) **L'expression :** c'est le nerf de la mimique.

2°) **La mastication** et la **déglutition** : en commandant le ventre postérieur du digastrique, une partie du voile du palais, les muscles styliens.

3°) **L'audition :** en innervant le muscle de l'étrier.

PLANS DE PHYSIOLOGIE

II. FONCTION VASO-MOTRICE. Le facial paraît ne contenir que des fibres vaso-dilatatrices qui agissent :

1°) Sur les vaisseaux de la GLANDE SOUS-MAXILLAIRE (Cl. Bernard, Vulpian).

2°) Sur les vaisseaux des 2/3 ANTÉRIEURS DE LA LANGUE (par un filet de la corde du tympan).

III. FONCTION SÉCRÉTOIRE. Le facial fournit l'excitation sécrétoire à 3 glandes.

1°) La glande lacrymale : Les filets sécrétoires venus du facial passent par le nerf grand pétreux superficiel, le ganglion sphéno-palatin, le nerf maxillaire supérieur et sa branche orbitaire. Si l'on songe que le facial préside à l'écoulement des larmes en innervant l'orbiculaire des paupières, on voit son importance dans la « fonction lacrymale ».

2°) La glande sous-maxillaire, par la corde du tympan.

3°) La glande sublinguale, également, par la corde du tympan.

B. FIBRES CENTRIPÈTES.

FONCTION SENSORIELLE ET SENSITIVE.

Une partie du **pavillon de l'oreille** transmet ses impressions sensitives à ce tronc nerveux complexe (zone de Ramsay Hunt ; emplacement de l'éruption dans les zonas du ganglion géniculé).

D'autre part le facial reçoit les **impressions gustatives des 2/3 antérieurs de la langue,** par la voie de la corde du tympan, qui transmet ces fibres sensorielles, au ganglion géniculé (Cl. Bernard, H. Bigelow). De là ces filets gustatifs gagneraient les centres réels par le nerf de Wrisberg, bien que certains auteurs (Sherrington) admettent que ces fibres rejoignent le trijumeau par le grand ou le petit pétreux superficiel.

PHYSIOLOGIE PATHOLOGIQUE.

1°) Rappeler les causes multiples d'atteinte du nerf emprisonné dans le tunnel pétreux.

2°) Montrer les troubles différents selon l'étage où le nerf est frappé (au-dessus et au-dessous du ganglion géniculé, des nerfs pétreux, de la corde du tympan, etc.).

GLANDES SOUS-MAXILLAIRE

Glande qui a fait l'objet de très nombreuses études portant sur son histophysiologie (Heidenhain), son innervation (Claude Bernard), les excitants de sa sécrétion (Pavlow, H. Roger), et son produit : la salive sous-maxillaire.

PLANS DE PHYSIOLOGIE

I. HISTOPHYSIOLOGIE.

Glande mixte renfermant des grandes cellules **muqueuses,** qui après sécrétion et évacuation du mucigène s'aplatissent, et des cellules **séreuses** (croissants de Giannuzzi) à protoplasma fortement granuleux qui pendant la sécrétion expulsent les sérosités qu'elles produisent, tandis que les grains de sécrétion disparaissent.

II. SÉCRÉTION. CIRCULATION.

Etudiées par excitation des nerfs de la glande après cathétérisme ou fistulisation du canal de Wharton.

Pendant la sécrétion on constate de l'hyperhémie de la glande. Une forte **circulation** sanguine est **nécessaire au travail intensif** de la sécrétion en apportant à la glande l'oxygène et les principes nutritifs. Mais la glande n'est pas un simple filtre dont le débit augmente avec la pression sanguine ; la **sécrétion** est relativement **indépendante de la vaso-dilatation** et peut être exagérée par la pilocarpine, arrêtée par l'atropine, sans qu'on observe aucun phénomène vaso-moteur correspondant.

III. INNERVATION.

1. Sécrétoire.

Les fibres sécrétrices viennent du bulbe, passent dans le nerf facial, gagnent la CORDE DU TYMPAN qui va s'accoler au nerf lingual. Elles se détachent de celui-ci pour traverser le ganglion sous-maxillaire et gagner la glande.

L'excitation du SYMPATHIQUE CERVICAL, dont les filets arrivent à la glande en cheminant le long de son artère principale, provoque la sécrétion d'un peu de salive visqueuse et trouble.

Enfin un centre sécrétoire accessoire se trouve peut être **dans le** GANGLION SOUS-MAXILLAIRE, car d'une part la sécrétion se **rétablit en** minime partie quelque temps après section des nerfs sécrétoires **importants** et d'autre part ce ganglion pourrait être le centre de **réflexes** sécrétoires (Wertheimer).

2. Vaso-motrice.

Les fibres VASO-DILATATRICES viennent de la CORDE DU TYMPAN (Cl. Bernard).

Les fibres VASO-CONSTRICTRICES viennent du SYMPATHIQUE.

IV. EXCITANTS NORMAUX DE LA SÉCRÉTION.

— La sécrétion est continue, mais considérablement augmentée par des processus :

1. Psychiques : réflexes conditionnels de Pavlow : sécrétion provoquée par la VUE, l'ODEUR d'un aliment ou même la REPRÉSENTATION MENTALE de l'aliment.

2. Réflexes. a) IMMÉDIATS : contact des *aliments* particulièrement sapides (la salive sous-maxillaire étant la salive de la gustation).

PLANS DE PHYSIOLOGIE

b) A distance : réflexe œsophago-salivaire (Roger) sialorhée du cancer œsophagien.
: *réflexe gastro-salivaire* : sialorhée de l'ulcus.

3. Chimiques : Mercure, tabac, pilocarpine. L'atropine arrête la sécrétion.

V. LA SALIVE SOUS-MAXILLAIRE.

Riche en **mucine,** filante, trouble, facilitant ainsi la déglutition.

1) **Alcalinité** due à la présence de carbonates et phosphates : milieu nécessaire à l'activité des diastases salivaires.

2) Présence de sulfocyanure de potassium.

3) Principe actif : un ferment, **la ptyaline.**

Hydrolyse l'amidon cuit pour former, par l'intermédiaire d'une série de dextrines, le maltose. Celui-ci sera dédoublé dans l'intestin en deux molécules de glucose. L'action du ferment se poursuit dans l'estomac (H. Roger) tant que l'aliment n'est pas en contact direct avec le suc-gastrique dont l'acidité arrête l'action de la ptyaline.

La salive contient très peu de maltase et d'invertine sécrétée au contact du saccharose.

VI. PHYSIOLOGIE PATHOLOGIQUE.

1. **L'arrêt** de la sécrétion favorise l'**infection** de la glande.
2. Des **calculs** peuvent se former dans le canal de Wharton aux dépens des phosphates et carbonates.
3. **L'urée**, **l'iodure de potassium** et d'autres substances peuvent être rejetées par la glande.

GLANDE PAROTIDE

Traiter les mêmes chapitres que pour la sous-maxillaire.

Rappeler que la parotide ne renferme qu'une seule sorte d'élèments sécrétoires : d'où une **salive claire,** ne contenant pas de mucine.

INNERVATION.

1. Sécrétoire

Les fibres sécrétrices viennent du bulbe, passent dans le N. glossopharyngien, gagnent le rameau de Jacobson, s'engagent dans le nerf petit pétreux profond pour se rendre au ganglion otique. De là elles gagnent la glande par l'auriculo-temporal.

L'excitation du sympathique : isolée, détermine des modifications des cellules parotidiennes, et associée à l'excitation du IX augmente la richesse en éléments solides de la salive parotidienne.

2. Vaso-motrice.

Vaso-dilatateurs viennent de la 9e paire.

Vaso-constricteurs viennent du sympathique.

II

Hémorragie cérébrale

par M. A. Bocage, interne des Hôpitaux de Paris

GÉNÉRALITÉS.

L'hémorragie cérébrale est un accident redoutable résultant de la rupture d'une artériole au sein du parenchyme cérébral.

Exceptionnellement, conséquence d'une artérite syphilitique, dans la majorité des cas l'hémorragie se produit chez des **hypertendus habituels**, au niveau d'une *lacune de désintégration*, le plus souvent dans la *région lenticulostriée*.

Comprimant brusquement les centres nerveux, l'hémorragie détermine un coma plus ou moins important, très souvent mortel ; si l'épanchement n'est pas trop volumineux, le malade survit avec une hémiplégie, qui régresse à mesure que l'hématome se résorbe : les séquelles peuvent être minimes.

L'hémorragie cérébrale survient donc le plus souvent à l'**âge mûr** vers la soixantaine, chez les hypertendus, rénaux ou artério-scléreux sujets à de la céphalée, des vertiges, ils ont aussi quelquefois l'habitus pléthorique sur lequel insistaient les classiques.

L'hémorragie se produit tantôt en apparence *spontanément*, par exemple au cours du sommeil, tantôt à l'occasion d'un coup d'*hypertension*, et à ce titre un effort violent, le coït, peuvent en être cause.

DÉBUT.

L'hémorragie débute brusquement par un ictus apoplectique : le malade perd connaissance soudainement et s'effondre. Le coma est complet d'emblée ou se constitue en quelques minutes ; il est exceptionnel qu'il s'installe progressivement en quelques heures ou débute par une crise convulsive.

Coma apoplectique. — A ce moment, le malade est étendu sur le dos, inerte, dans une complète insensibilité, pâle, couvert de sueurs, perdant ses urines et ses matières ; ses *pupilles* sont larges, immobiles, la *cornée* insensible. Le P. est lent, vibrant, hypertendu ; la T. est basse, souvent au-dessous de la normale. Le seul signe de localisation et qui manque bien souvent est la déviation conjuguée de la tête et des yeux.

HÉMORRAGIE CÉRÉBRALE

ÉVOLUTION.

1° FORMES GRAVES.

Mort rapide. Dans les formes sévères, la mort peut être extrêmement rapide en quelques heures, quelques minutes même, mais presque jamais vraiment subite. Souvent elle est annoncée par l'apparition de crises convulsives ou par des contractures ou une raideur des membres, qui révèlent l'inondation ventriculaire.

Coma hémiplégique. — Dans les formes moins graves, on voit la température se relever et dépasser la normale dans les heures qui suivent l'ictus ; le coma est moins profond et quelques signes d'hémiplégie sont perceptibles :

FACIES.

L'aspect du malade est souvent caractéristique dès l'abord. Etendu sur le dos, la figure rouge, moite de sueurs, il ronfle et sa joue, flasque et détendue, se soulève à chaque expiration : la salive s'écoule de la commissure entr'ouverte et abaissée ; la *paralysie faciale* est évidente. Elle est d'autant mieux visible que la tête est généralement tournée du côté opposé à la paralysie. Cette déviation, d'un mécanisme très obscur, s'accompagne de *déviation conjugée des globes oculaires.* Les pupilles sont dilatées, insensibles à la lumière, parfois inégales ; le réflexe cornéen peut n'être aboli que du côté paralysé.

MEMBRES.

Les membres sont immobiles, mais si on vient à les soulever, on constate une plus grande flaccidité dans une moitié du corps, et l'exploration de la sensibilité par des excitations énergiques réveille souvent quelques réactions motrices dans les membres de l'autre côté en même temps qu'elle met en évidence du côté paralysé une plus profonde diminution de la sensibilité. Les *réflexes tendineux* sont très diminués ou abolis ainsi que les *réflexes cutanés ;* on signale souvent la conservation unilatérale du réflexe abdominal ; le S. de Babinski est très précoce.

VISCÈRES.

La déglutition est impossible, les sphincters ne fonctionnent plus et le malade a de la fausse incontinence d'urine par regorgement. On constate quelquefois du sucre ou de l'albumine dans l'urine, qui semblent en relation avec la compression du bulbe.

La R. est régulière, stertoreuse. Le P. est régulier, parfois lent, ample, vibrant, dur. La T. est généralement entre 38° et 39° et sa courbe doit être observée avec soin.

MORT.

L'évolution vers la mort est la *règle* dans les *grosses hémorragies cérébrales* : la T. s'élève progressivement, le coma se complète, et le

HÉMORRAGIE CÉRÉBRALE

malade succombe le plus souvent vers le 2e ou le 3e jour ; mais cette période est susceptible de se prolonger jusqu'à la 3e semaine. L'élévation considérable de la T. à 41, l'incontinence complète sont des avant-coureurs de la mort.

Mort retardée.

Dans ces formes, où le coma se prolonge quelques jours, la mort peut survenir par diverses complications :

P. Marie, insiste sur l'importance de la *déshydratation* chez ces malades qui sont dans un état d'inanition complète ; ils meurent souvent dans l'urémie avec du Cheyne-Stokes. D'autres se cyanosent et succombent à une *bronchopneumonie* de déglutition.

La complication la plus caractéristique du coma apoplectique est *l'escarre de décubitus acutus*, en rapport avec l'immobilité du malade et la macération des téguments : foyer d'infection dangereux, c'est un symptôme de mauvais augure.

Signalons enfin l'infection urinaire ascendante, chez les malades, que l'on a sondés et qui survivent quelques semaines.

2° FORMES CURABLES.

A côté de ces formes graves, où la mort survient généralement avant que la malade soit sorti du coma, il existe des formes curables évoluant spontanément vers la guérison. Leur début est le même par ictus apoplectique, mais le coma profond ne persiste pas : le malade réagit aux excitations et aux appels, conservant une certaine motilité d'une moitié du corps.

La T. baisse régulièrement et la lucidité reparaît, plus ou moins rapidement complète.

Hémiplégie. Le malade est alors hémiplégique :

Flasque :

C'est d'abord une phase d'hémiplégie flasque, avec impotence plus ou moins grande, et paralysie faciale bien caractérisée prédominant

sur le facial inférieur. Les réflexes tendineux sont abolis, le signe de Babinski constant.

Spasmodique.

Plus ou moins rapidement, la paralysie évolue vers la spasmodicité : en quelques semaines par exemple, on voit les réflexes tendineux reparaître, puis s'exagérer et même s'accompagner de clonus. Certaines attitudes tendent à se manifester, et plus tard le tableau de l'hémiplégie spasmodique classique se complète, avec le nombre supérieur en adduction, 1/2 flexion, 1/2 pronation, le poing fermé, et le membre inférieur en extension, qui fauche en marchant ; la paralysie faciale reste flasque.

Quelquefois la spasmodicité est extrême, et le malade fixe son attitude par ankylose ; mais le fait est rare, car l'atrophie musculaire reste modérée, les mouvements volontaires ne tardant pas à reparaître. — Dans la règle l'hémiplégie de l'hémorragie cérébrale régresse plus complètement que celle du ramollissement et ne laisse que des séquelles peu importantes.

SÉQUELLES.

Un an ou deux après par exemple, il faudra un examen attentif pour les déceler ; on trouvera un léger déficit de la force segmentaire, des réflexes plus vifs d'un côté, et une série de *petits signes*, tels que le réflexe plantaire en extension, la flexion combinée de la cuisse et du tronc, la tendance de l'avant bras, à la pronation, la paralysie du peaucier.

En raison de la persistance, de l'hypertension, et des lacunes, facteurs conditionnant l'hémorragie cérébrale, les *récidives* ne sont pas rares.

FORMES CLINIQUES.

Parmi les formes cliniques de l'hémorragie cérébrale au début, il n'est guère possible de les distinguer autrement que par la gravité de leur évolution : nous avons signalé la rareté de « l'ingravescent apoplexy » ; quant aux différentes localisations, il est malaisé de les reconnaître pendant la période comateuse.

Citons cependant l'intensité et la rapidité des accidents dans l'élévation particulière de la T. et parfois l'existence d'irrégularité respiratoire, de vomissements, et de contractures. La mort est très fréquente, même avec une très petite hémorragie.

Troubles respiratoires et vomissements, se retrouvent dans l'**hémorragie cérébelleuse,** mais la paralysie faciale manque ; le coma est moins profond. Ultérieurement elle ne donne pas de signes pyramidaux, mais seulement des troubles de l'équilibre et de l'hémiasynergie.

HÉMORRAGIE CÉRÉBRALE

DIAGNOSTIC.

Déterminer le lieu de l'hémorragie, ne peut donc se faire que tardivement, au début de la convalescence. Auparavant d'ailleurs, il est déjà difficile de faire le diagnostic d'hémorragie cérébrale : si en effet, on reconnaît aisément qu'il existe une lésion en foyer des centres nerveux, si son apparition brusque fait penser à une atteinte vasculaire prédominante, il n'est souvent cependant pas possible d'affirmer avec certitude s'il s'agit d'hémorragie ou de ramollissement.

D. ICTUS.

La persistance du coma après l'ictus apoplectique, le fait distinguer aisément de la syncope ou du vertige comitial, qui ont une évolution plus rapide

D. COMA.

Mais le diagnostic entre l'hémorragie et les autres causes de coma, est plus difficile ; on s'attachera à rechercher d'abord s'il y a une atteinte des centres nerveux, en foyer ou diffuse, et à ce point de vue la déviation conjuguée de la tête et des yeux, la flaccidité plus accentuée d'un côté du corps, les différences dans les réflexes cutanés à gauche et à droite, sont les signes les plus importants.

Cas faciles.

En pratique hospitalière, si on n'a aucun renseignement sur l'évolution initiale des accidents, on ne manquera pas d'examiner les téguments, surtout le cuir chevelu : une plaie, une contusion, viennent parfois révéler l'origine *traumatique* du coma, bien que l'apoplectique ait pu se blesser dans sa chute.

De même l'odeur de l'haleine, des vomissements, voire le facies signalent dès l'abord le *coma alcoolique*

L'odeur de l'haleine encore fera dépister le *diabète* que la constatation de la réaction de Gerhardt dans les urines permettra d'affirmer.

Urémie. — Cette première élimination faite, s'assurer tout d'abord qu'on n'a pas affaire à un urémique : la pâleur du malade, le myosis, le Cheyne-Stokes, les œdèmes s'il y en a, sont de grosse valeur diagnostique, alors que l'hypertension, l'oligurie et l'albuminurie peuvent exister aussi dans l'hémorragie cérébrale. L'amélioration ou la mort se produisent en moins de 48 heures dans l'urémie. La présence de symptômes à type d'hémiplégie ou de quelques signes de localisation ne permet pas d'éliminer absolument ce diagnostic : il faut faire un dosage d'urée dans le sang ou le liquide céphalo-rachidien.

Foyer cérébral. — Si l'urémie ne paraît pas en cause, c'est vransemblablement un coma par *hémorragie ou ramollissement :* la probabilité est encore plus grande s'il y a des signes de localisation.

Commencer par ausculter le malade. S'il a une lésion cardiaque ancienne, mitrale surtout, s'il y a eu ictus initial, c'est un ramollissement par *embolie*. (On l'a rencontré aussi en cas d'anévrisme de l'aorte ascendante). Si, au contraire, le cœur paraît indemne, si en même temps la tension est peu élevée et si le début a été lentement progressif, il s'agit de ramollissement par *artérite thrombosante* : souvent précédé de prodromes du côté atteint, on le rencontre à la période tertiaire de la syphilis ou chez les vieillards artérioscléreux.

Mais dans tous les cas où le malade est hypertendu et où le début a été brusque, on devra songer surtout à l'*hémorragie cérébrale*. La ponction lombaire donne souvent peu de renseignements, liquide normal ou faiblement hyperalbumineux, tout comme dans le ramollissement, elle a plus de valeur si elle révèle un liquide légèrement xanthochromique au bout de 2 ou 3 jours, ce qui est assez rare.

Hém. mén. — Par contre c'est la ponction lombaire qui est le plus sûr moyen de diagnostic de l'*hémorragie méningée*, qui se confond d'autant plus facilement avec l'hémorragie cérébrale qu'elle lui succède souvent par rupture d'un foyer sus-cortical. On y aurait pensé auparavant si le malade avait de la raideur de la nuque et du Kernig, avec ou sans vomissement. Le coma d'abord très incomplet s'accentue ultérieurement et devient très profond : il peut y avoir des signes d'hémiplégie ou des contractures, parfois des convulsions tétaniformes ou épileptiformes : quand elles sont limitées, elles sont un bon élément de diagnostic de siège. Un type spécial est l'hématome sous-dure-mérien d'origine traumatique, caractérisé par « l'intervalle lucide » qui l'a précédé et l'absence de sang dans le liquide céphalo-rachidien.

Cas difficiles. — Parmi les causes rares du coma, d'un diagnostic difficile les formes apoplectiques des méningites aiguës sont aussi reconnues aisément à la ponction lombaire (polynucléose abondante).

Il pourrait en être de même pour une tumeur cérébrale à sa phase terminale si on ne possédait aucun renseignement sur l'ancienneté ou l'évolution des accidents (hyperalbuminose marquée sans lymphocytose).

En l'absence de tout commémoratif il est presque impossible de reconnaître les comas terminaux des maladies infectieuses ou des empoisonnements et surtout l'encéphalite léthargique, l'état de mal épileptique ou l'éclampsie puerpérale, en raison des symptômes moteurs auxquels ces trois dernières affections donnent naissance.

D. Hémiplégie. — A la phase de résorption, quand le malade a recouvré sa lucidité, le diagnostic d'hémorragie cérébrale est d'abord un diagnostic d'hémiplégie : elle est assez facile à reconnaître.

Le début par ictus, la conservation de la contraction volontaire des muscles et l'intégrité des réflexes éliminent aisément les raideurs d'origine périphérique ou la rigidité d'un début unilatéral de maladie de Parkinson.

Quant au pithiatisme on le reconnaîtra par la recherche du signe du peaucier, du réflexe plantaire, du signe de Barré par exemple.

D. CAUSE.

Il est au contraire moins facile d'établir la cause de l'hémiplégie.

Chez un sujet jeune de 20 à 30 ans, ne pas oublier la *sclérose en plaques*, dont l'hémiplégie est transitoire ; la spasmodicité est bilatérale aux membres inférieurs, il y a des troubles cérébelleux avec tremblement et nystagmus (on peut y rencontrer d'ailleurs l'hémorragie cérébrale).

Chez un vieillard penser aux *lacunes de désintégration* : souvent alors les signes d'hémiplégie sont bilatéraux avec syndrome pseudo-bulbaire ; ces malades sont sujets à de petits ictus dont ils guérissent en quelques heures ou quelques jours (il est difficile de savoir s'il ne s'agit pas alors de petites hémorragies). De tels sujets sont tout à fait susceptibles de faire des hémorragies cérébrales graves pour peu qu'ils soient hypertendus.

La grosse difficulté en présence d'une hémiplégie est donc encore la différenciation du ramollissement et de l'hémorragie ; outre les renseignements donnés par l'évolution et l'examen des autres appareils, rappelons que les grosses hémiplégies, l'hémianopsie et l'aphasie, surtout de type Wernick, appartiennent plutôt au ramollissement. La topographie des lésions peut donner une indication : en cas d'hémorragie le foyer est généralement unique et de petit volume si le malade survit, alors que les lacunes sont nombreuses et disséminées et que le ramollissement peut se produire en plusieurs points et permettre la survie même avec une destruction très large des centres nerveux.

D. SIÈGE.

Il est donc important de faire le diagnostic du siège de l'hémorragie.

Une hémiplégie diffuse traduit l'atteinte de la voie pyramidale : hémiplégie motrice pure si la capsule interne est touchée.

Avec paralysie alterne d'un nerf crânien si la lésion siège plus bas : ce sera le syndrome de Weber, qui donne du ptosis, pour le pédoncule ; le syndrome de Millard-Gubler avec paralysie faciale périphérique ou le Foville avec strabisme interne pour la région bulbo-protubérantielle.

La tendance à la monoplégie se rencontre dans les petits foyers sous-corticaux ; il y a alors des troubles sensitifs dans le même

HÉMORRAGIE CÉRÉBRALE

membre. Des troubles sensitifs marqués, des douleurs persistantes relèvent d'atteinte de la **couche optique.**

Des troubles moteurs très particuliers résultent de la destruction des autres **noyaux gris centraux** et de leurs connexions avec les formations sous-optiques : aux lésions du « striatum » (putamen et noyau caudé) correspondent hémichorée-athétose et tremblement, alors qu'un foyer pallidal donne une rigidité parkinsonienne.

Les troubles de la parole relèvent d'hémorragie dans l'hémisphère gauche : pas très fréquents, l'aphasie de Broca en est le type habituel.

L'hémianopsie est due à la section des voies optiques en arrière de la capsule interne.

Quant au syndrome pseudo-bulbaire, conséquence de lésions bilatérales généralement successives, il reconnaît rarement l'hémorragie comme seule étiologie.

D. ANATOMO-PATHOLOGIQUE.

A l'autopsie, le diag. des hémorragies récentes est facile ; un hémisphère est plus volumineux, à la coupe on trouve le foyer plein de sang. Quand l'hémorragie est ancienne on découvre soit un kyste à contenu séreux, soit plus souvent une cicatrice linéaire dont la coloration ocre est caractéristique : la dégénérescence pyramidale qui en est la conséquence peut être minime car l'hémo. dissocie plus de fibres nerveuses qu'elle n'en sectionne, ce qui explique le peu de signes cliniques qui aient persisté dans certains cas.

III

Signes, Diagnostic et Traitement des Mastoïdites aiguës

par R. Jousseaume, interne des Hôpitaux de Paris

DÉFINITION. QUAND Y A-T-IL MASTOIDITE AIGUË ?

Toute réaction mastoïdienne, au cours d'une otite aiguë n'est pas obligatoirement justiciable d'une opération : presque toutes les infections aiguës de la caisse s'accompagnent d'une **douleur mastoïdienne** spontanée ou à la pression ; c'est là une simple réaction indiquant que l'antre et les cellules participent à l'inflammation : ce qui s'explique facilement, l'antre communiquant largement avec la caisse par le canal tympano-mastoïdien et n'étant qu'un diverticule de cette dernière. En quelques jours, cette douleur mastoïdienne disparaît et tout rentre dans l'ordre spontanément. Il n'y a pas mastoïdite à proprement parler.

Mais dans d'autres cas, cette **réaction douloureuse persiste** et prend l'allure d'une **véritable complication** Il y a **mastoïdite.** C'est qu'alors il y a rétention, et c'est là, en effet, le fait étiologique fondamental. On comprend donc que tout ce qui au cours d'une otite est cause de rétention devient agent provocateur de mastoïdite : décubitus, retard de perforation tympanique, existence de perforation tympanique insuffisante ou mal placée, d'un bouchon de fongosités, d'une masse de cholestéatome. Mais il faut aussi tenir compte de la virulence microbienne (certaines épidémies de grippe, de scarlatine), de l'état général défectueux et du terrain.

En résumé, **il y a donc mastoïdite quand il y a rétention-infection profonde, ostéite mastoïdienne.**

Les mastoïdites aiguës peuvent être consécutives à des suppurations aiguës de la caisse : on les dit secondaires. Il en est d'autres qui sont dites primitives ; c'est une simple apparence, le stade d'infection tympanique ayant passé inaperçu ou bien ayant eu une expression subaiguë atténuée. On dit que l'infection a léché la caisse et mordu la mastoïde.

Enfin la mastoïdite aiguë peut apparaître au cours d'une otite chronique purulente, torpide. L'otite « se réchauffe » sous l'influence par exemple du froid humide et la mastoïdite se manifeste.

SYMPTOMES.

1° DÉBUT : On peut ramener à deux types le mode de début de la mastoïdite aiguë : il est subordonné en général à l'allure clinique de l'otite elle-même.

a) PREMIER CAS. Début lent, insidieux, imprécis. Le plus souvent, dans ces cas, l'otite aiguë a régulièrement précédé la complication mastoïdienne, mais elle est restée bénigne, discrète, ce qui explique qu'elle ait pu échapper tant au malade qu'au médecin. Les symptômes fonctionnels et généraux sont les signes d'une infection otique, mais atténués : légère douleur, fièvre vespérale, petits frissons, malaise, agitation nocturne, etc.

L'examen de la caisse par le conduit auditif fait découvrir ou un tympan déjà cicatrisé ou une perforation tympanique que le valsalva a révélée. Quelquefois le tympan bombe, c'est qu'il y a rétention dans la caisse, que la perforation spontanée est insuffisante. Ou bien le tympan rouge ne bombe pas, le Shrappnel est perforé : l'infection est dans la région attico-antrale, le reste de la caisse est libre. Ou bien le tympan est à peine rosé, non perforé, non tendu ; l'aditus est fermé et les lésions mastoïdiennes évoluent en cavité close ; la caisse n'y participant que peu ou pas ou n'y participant plus.

A l'examen de la mastoïde on peut noter de l'œdème et on réveille de la douleur. Nous reviendrons sur cet examen en étudiant l'évolution de la mastoïdite.

b) SECOND CAS. Le début est brusque, net, non douteux. Il y a une **otite aiguë évidente** avec son cortège de symptômes, arrivée généralement au stade d'état avec suppuration abondante. Aux signes de suppuration tympanique s'ajoutent des signes d'annexite mastoïdienne.

Tels sont les deux modes de début principaux ; mais il faut retenir qu'il y a des exceptions et qu'une mastoïdite aiguë très nette, peut éclater au début ou bien au cours d'une otite subaiguë, tarie, voire méconnue.

2° PÉRIODE D'ÉTAT :

Lorsque la mastoïdite aiguë est constituée, ses caractères cliniques sont les suivants :

a) SYMPTÔMES FONCTIONNELS ET GÉNÉRAUX :

D'abord la **douleur,** douleur spontanée, constante, sans trêve, intense, tensive, continue, pulsatile, que rien ne calme, s'exaspérant la nuit et privant le malade de tout repos, provoquant chez les jeunes des réactions violentes, cris, gémissements. La douleur s'exaspère à tout contact, à plus forte raison sous **la plus légère exploration** qu'il faut cependant provoquer pour en localiser le siège exact. Cette douleur exquise de véritable ostéomyélite aiguë, **siège** ordinairement à la **base de la mastoïde,** au niveau de l'antre et de là diffuse dans toutes les directions : vers la pointe, vers l'occiput, la région temporale, frontale et devient bientôt une véritable **douleur hémicranienne.**

Les symptômes généraux sont variables. Il y a des formes à symptômes généraux prédominants, spécialement chez les enfants, il y a

des formes à symptômes généraux atténués. Ces symptômes généraux sont ceux de l'infection otique qui se prolongent : *hyperthermie intense, persistante, agitation* et *fréquence du pouls, symptômes nerveux.*

b) Signes physiques.

Chose importante : les manifestations des symptômes objectifs sont souvent inverses de celles des phénomènes subjectifs : les mastoïdites aiguës à manifestations locales marquées sont plus souvent accompagnées de symptômes généraux atténués, sans doute parce que dans ce cas l'infection osseuse s'extériorise plus rapidement, se draine et se décomprime vers le périoste et les téguments, ce qui assure la détente.

L'examen doit porter sur la **caisse** et sur **l'apophyse.** Mais nous ne décrirons ici que l'examen du conduit auditif fait par le *spéculum* ; il est en effet commun à toutes les variétés de mastoïdites. Nous réserverons l'étude très importante de l'apophyse pour le chapitre des mastoïdites extériorisées où elle trouvera mieux sa place.

L'examen de la caisse est ordinairement très *simple*. **L'otorrhée** est évidente. Le valsalva et l'examen otoscopique montrent que le tympan est perforé. Mais ce qui est important, ce sont les modifications de l'écoulement.

En général, **l'écoulement** qui dans l'otite était abondant, *diminue* quand apparaît la mastoïdite : c'est la preuve de la rétention absolue. Mais parfois aussi l'otorrhée augmente, soit d'emblée, soit après une légère diminution, le drainage se fait par l'aditus, l'attique et la perforation tympanique, mais il se fait insuffisamment. Ce cas est fréquent et à la période d'état, il est habituel d'avoir un *gros écoulement d'oreille*, qu'on arrive à tarir difficilement, car au fur et à mesure qu'on s'efforce d'assécher le tympan, on voit sourdre en abondance par l'orifice tympanique de nouveaux flots purulents qui remplissent rapidement le fond du conduit. Il faut répéter que les *écoulements abondants sont fournis par la mastoïde plutôt que par la caisse.*

Tels sont les symptômes communs des mastoïdites. Mais celles ci prennent un **aspect clinique particulier** suivant :

l'évolution suraiguë, aiguë, latente ;
l'âge du sujet ;
la *marche du pus*, c'est-à-dire la direction que va prendre l'infection osseuse.

Enfin il est possible d'isoler d'autres formes telles que :

la mastoïdite avec *cholestéatome* ;
la *mastoïdite névralgique* décrite par Gratenigo.
enfin les *formes localisées* de mastoïdite aiguë.

FORMES CLINIQUES.

A) SUIVANT LA DIRECTION PRISE PAR LE PUS.

C'est l'étude des formes suivant la direction prise par le pus, qui est la plus importante, car c'est cette orientation purulente qui va donner à la mastoïdité aiguë sa véritable allure clinique.

Or, qu'est-ce qui va conduire le pus dans telle ou telle direction ? C'est la **disposition anatomique de la mastoïde,** c'est le **groupement périantral de cellules mastoïdiennes**.

Ces *cellules osseuses inconstantes dans leur existence* et *variables dans leurs dimensions et leur nombre*, affectent une disposition rayonnante autour de l'antre.

Les inférieures s'étendent vers la pointe de l'apophyse.

Les autres en arrière et en bas vers l'occipital.

Ou en arrière et en haut vers l'écaille du temporal.

Enfin un troisième groupe situé en avant confine à la paroi postérieure du conduit auditif osseux.

En outre, il faut insister sur l'existence de *cellules aberrantes*, bien étudiées par Mouret. Ces cellules peuvent remonter dans l'écaille du temporal à plus de deux centimètres au-dessus de la ligne temporale. Ou se prolonger en arrière, au-delà du sinus latéral, jusqu'à l'occipital.

Mouret a décrit, en outre un groupe :

sus-labyrinthique ;

sus-méatique et sus-attical ;

sous-labyrinthique pouvant se prolonger jusqu'à la pointe du rocher et en arrière jusque dans l'épaisseur de l'apophyse jugulaire de l'occipital (groupe jugo-digastrique).

Ces quelques mots de l'anatomie de la mastoïde étaient nécessaires pour bien comprendre les évolutions diverses des mastoïdites.

La suppuration pourra :

1° *Fuser vers la paroi externe*, s'extériorisant vers la face externe de la mastoïde : c'est un cas très fréquent.

2° *En avant* vers les cellules limitrophes du conduit auditif externe.

3° *En haut* dans les cellules super-antrales et sus-méatiques.

4° *En arrière* vers la région occipitale et la nuque.

5° *En bas* vers la pointe donnant lieu à la mastoïdite de Bezold, ou de pseudo-Bezold. Ou en bas un peu en dedans de la pointe déterminant la mastoïdite jugo-digastrique de Mouret.

6° Enfin *vers l'endocrane* déterminant les complications les plus graves.

1° Extériorisation par la paroi externe de la mastoïde.

Cette variété donne naissance aux *symptômes classiques* de toute

mastoïdite : le pus fusant à travers la corticale externe de l'os, sort par *perforation spontanée*, soit à travers la suture petro-squameuse ou chez l'enfant à travers la substance poreuse de l'os, provoque un *abcès sous-périosté*, puis une *collection sous-tégumentaire* qui peut aboutir même à une *fistulisation cutanée*.

L'examen de la mastoïde montre dans ce cas, surtout en se mettant derrière le malade, puis en face de lui pour comparer avec le côté opposé que la région est le siège de manifestations phlegmoneuses superficielles ; la *région mastoïdienne* est *infiltrée*, épaissie, œdématiée, *tendue*, *luisante*, le sillon rétro-auriculaire est effacé, le pavillon de l'oreille non altéré est éversé en dehors en oreille de chien. Quelquefois apparaît avec *teinte rosée* ou même très franchement *rouge*.

A la palpation qui doit être prudente, car la *douleur* est vive, on trouve, surtout en palpant en même temps par comparaison le côté opposé, un empâtement diffus de siège variable et en révèle par l'examen systématique le point douloureux maximum qui correspond le plus souvent à la *base de l'apophyse* et du *siège de l'antre*. Parfois on peut sentir une *fluctuation profonde*, indice de l'abcès sous-jacent qui ne va pas tarder à s'ouvrir : on en est déjà au dernier stade évolutif de l'affection. La fistule ne va pas tarder à se former si on n'intervient pas. Notons que lorsque se constate cette collection fluctuante sous la peau, la tension du pus à l'intérieur des cavités osseuses cessant presque complètement, il en résulte une notable détente dans les souffrances du malade.

2° Extériorisation en avant dans les cellules limitrophes du conduit.

Il en résulte d'abord une chute de la paroi postéro-supérieure du conduit avec effacement plus ou moins complet de la lumière de ce dernier ; puis fistule ouverte dans le conduit.

3° Extériorisaton au-dessus de l'antre méat.

Il y a tuméfaction de la région sus et pré-auriculaire. Ce gonflement se propage peu à peu en avant, atteignant la région zygomati-

que et temporale, confinant même dans certains cas aux téguments péri-orbitaires externes.

4° Extériorisation en arrière vers la région occipitale et la nuque.

Dans ce cas, la douleur siège surtout en arrière vers l'occipital où l'on peut trouver une zône d'empâtement et d'infiltration. Dans ces cas, il faut craindre des complications profondes phlébo-sinusiennes.

5° Extériorisation en bas vers la pointe de la mastoïde.

Mais ici trois cas :

Ou le pus fuse sur la face interne de l'os, au niveau de la rainure du digastrique et de l'artère occipitale : c'est la « mastoïdite de Bezold ».

Ou le pus se fait jour au niveau même de la pointe, la collection se trouve engaînée par le sterno-cléido-mastoïdien ; c'est le « pseudo-Bezold ».

Enfin si le pus fuse en dedans de la pointe, on a la forme jugo-digastrique de Mouret.

La *mastoïdite de Bezold* n'existe pas chez l'enfant dont les cellules apicales ne sont point encore creusées. C'est en soi une forme torpide et insidieuse. Peu ou pas de signes du côté de la mastoïde, sauf à la pointe. Le signe principal est l'apparition d'un gonflement douloureux dans le quart supérieur du sterno-cléido-mastoïdien. Un signe de certitude quand la mastoïdite est d'autre part fistulisée dans le conduit est le reflux du pus par le conduit quand on presse sur la tuméfaction cervicale. Si on laisse le pus s'étendre, on voit la tuméfaction gagner en arrière vers la nuque, vers le trapèze ou bien descendre dans la région qui répond au tiers moyen du sterno-cléido-mastoïdien puis dans le creux sus-claviculaire. Cependant il y a peu de fièvre, peu de symptômes généraux et fonctionnels. Enfin la fluctuation se manifeste, l'ouverture à la peau se fait. L'évolution est très lente, peut durer des mois, même des années, la fistule ou les fistules sont intarissables, parfois nombreuses, souvent distantes du foyer initial mastoïdien.

Dans le *pseudo-Bezold*, ce qui frappe surtout c'est le torticolis et la situation haute et superficielle de la collection plus nettement fluctuante qui reste, en général, plus près de la mastoïde et tend plus rapidement à s'ouvrir à la peau. Dans la mastoïdite jugo-digastrique, le pus se fait jour dans le triangle que Mouret a décrit entre l'apex et la suture occipito-mastoïdienne, c'est-à-dire sous les muscles profonds, le long du ventre postérieur du digastrique et le long des muscles styliens et souvent vers le pharynx et le trou déchiré postérieur.

6° Dans une dernière catégorie le pus peut fuser vers l'endocrane.

Ce sont alors toute une série de graves complications, abcès extra-

dural, méningites, abcès du cerveau ou du cervelet. Nous ne pouvons insister sur la symptômatologie de ces diverses complications. Disons seulement que dans ces cas la mastoïde n'est pas déformée, souvent peu douloureuse ; ce sont les formes qui attirent le moins l'attention de l'entourage, mais lui réservent les plus redoutables surprises.

B) SUIVANT L'AGE.

a) Chez le **jeune enfant,** de même que le tympan cède facilement, de même la corticale matoïdienne s'ouvre avec facilité. Nous avons vu que le jeune enfant ne faisait pas de Bezold.

b) Chez **l'adulte,** à corticale plus épaisse, la mastoïde vient en surface moins rapidement, de même que le tympan plus résistant se laisse moins facilement perforer.

c) Chez le **vieillard,** à corticale dense, l'extériorisation est rare et de même que chez eux, il faut savoir trouver l'otite derrière le tympan intact, de même il faut savoir interroger la mastoïde et l'explorer avec soin.

C) SUIVANT L'ÉVOLUTION.

a) **Aiguë.** C'est celle que nous avons pris comme type.

b) **Suraiguë.** On observe quelquefois une forme d'ostéomyélite suraiguë de la mastoïde, avec phénomènes généraux et locaux graves, à allure parfois foudroyante. L'état général est profondément touché. Du côté de la mastoïde, il existe des lésions destructives parfois étendues.

c) **Subaiguë.** Cette variété de mastoïdite répond à des manifestations congestives, puis exsudatives, à la formation de fongosités, c'est-à-dire de bourgeons charnus, térébrant l'os sans collection purulente franche. Il y a des symptômes généraux et fonctionnels atténués.

d) **Latente.** Il existe des suppurations presque latentes de l'antre et des cellules mastoïdiennes. Il n'y a pas de manifestations cliniques notables autres que la persistance de l'otite. Ce sont des infections parfois fort graves.

D) FORMES PARTICULIÈRES.

a) **Mastoïdites avec cholestéatome.**

Il s'agit d'oto-mastoïdites chroniques sur lesquelles des accidents aigus mastoïdiens éclatent tout à coup : le cholestéatome n'a joué qu'un rôle indirect dans la poussée aiguë mastoïdienne.

b) **Forme névralgique** de mastoïdite aiguë décrite par Gradenigo.

Il existe dans une mastoïdite d'apparence banale des douleurs temporales et fronto-pariétales paroxystiques très vives, souvent propagées vers les régions péri-orbitaires, vers les maxillaires et les arcades dentaires. D'autre part, il y a souvent dans ces cas des signes plus ou moins atténués de méningite et enfin paralysie de la sixiè-

me paire. La pathogénie de ce syndrome est discutée, probablement ostéite de la pointe du rocher expliquée anatomiquement par l'existence constatée de cavités pneumatiques communiquant avec les cavités mastoïdiennes.

c) **Formes localisées de mastoïdite aiguë.**

Nous n'y insisterons pas. L'antrite simple est possible, mais pratiquement quand on opère des cas de ce genre, il faut se garder de croire à une antrite simple : il faut, au contraire poursuivre très loin l'ostéite et la cellulite mastoïdienne. On aura dans ces cas des surprises fréquentes.

d) **La mastoïdite avec ostéite condensante.** Il s'agit de vieilles infections de la caisse atténuées ou même guéries, s'accompagnant à un moment donné de mastoïdite à virulence minime. Cette forme rappelle l'ostéite névralgique condensante de Gosselin décrite au niveau des os longs des membres.

PRONOSTIC.

Nous avons, en somme, donné le pronostic au cours de la description des formes cliniques. Nous voyons que la *mastoïdite aiguë* est toujours une *complication grave d'une otite*. Elle est d'autant plus grave que la fusée purulente est plus profonde. Ce sont les mastoïdites avec extériorisation, par face externe de l'apophyse qui sont les moins graves, parce qu'elles attirent l'attention du médecin et de l'entourage, et parce que le pus fuit pour ainsi dire les organes profonds.

Ce sont les *mastoïdites* avec pus se propagent vers *l'endocrâne* qui sont les plus graves, parce que la symptômatologie externe moins nette, et qu'une complication méningo-encéphalique peut se manifester tout à coup.

Enfin, en dehors de cette évolution due aux particularités anatomiques individuelles de la région, il faut signaler l'importance au point de vue du pronostic, des circonstances spéciales dans lesquelles survient la complication. C'est ainsi que chez un *diabétique*, la gravité des accidents se trouvera singulièrement accrue. Dans d'autres cas, les réserves seront justifiées par le fait que la mastoïdite aura éclaté, dans le cours d'une de ces épidémies de *grippe*, de *rougeole* ou de *scarlatine*, se signalant par une tendance spéciale à la diffusion de l'infection.

DIAGNOSTIC.

Nous envisagerons tout d'abord le diagnostic différentiel, de la forme la plus commune, celle avec extériorisation sur la face externe de l'apophyse, nous étudierons ensuite le diagnostic des autres formes, et dirons enfin un mot de la radiographie des mastoïdites.

A. Le **diagnostic** de la mastoïdite aiguë dans sa forme habituelle est **en général simple**. Quelquefois cependant des difficultés réelles apparaissent.

a) ALGIE MASTOÏDIENNE.

Il y a peu ou pas de signes locaux et généraux ; seule existe une douleur très vive de la région mastoïdienne. Dans ces cas, la douleur de la mastoïde peut être simulée par la mastoïdalgie, l'hypéresthésie mastoïdienne se présentant sans aucune lésion otique, dans d'autres cas pouvant s'accompagner de lésions très nettes de l'oreille.

Mais cette algie survient le plus souvent chez des *femmes nerveuses*. La *douleur peut être calmée par la pression*, sur *la mastoïde du côté opposé*. La douleur est exaspérée par une pression légère superficielle. Elle apparaît brusquement avec son intensité maxima. Elle est mobile.

b) ADÉNOPHLEGMON DE LA RÉGION MASTOÏDIENNE.

C'est une affection fréquente. Il peut être consécutif à un traumatisme des régions voisines, à de l'eczéma impétigineux du pavillon, ou à des lésions distantes : croûtes d'impétigo, lésions diverses du cuir chevelu, inoculations par grattage ou parasites, en particulier phtyriase.

Ces infections se traduisent par douleur cuisante, non profonde et sourde : il y a en surface *chaleur, rougeur, tuméfaction*, le gonflement œdémateux peut être considérable. Mais on n'observe pas comme dans les suppurations osseuses ouvertes, le décollement du pavillon, avec déjettement en avant de la conque. Il y a intégrité du sillon rétro-auriculaire.

Cet adénophlegmon peut coexister avec une otorrhée qui a causé une otite externe, origine de lymphangite, et d'abcès rétro-auriculaire, qu'on peut prendre pour des mastoïdites, à un premier examen et dans certains cas pour de l'érysipèle.

c) LE FURONCLE DU CONDUIT auditif externe est une affection particulièrement importante à distinguer de la mastoïdite aiguë, en raison de sa fréquence. Comme parfois les furoncles s'accompagnent de lymphangite et d'adénophlegmon mastoïdien, pour un observateur non prévenu, les *signes de mastoïdite semblent être au complet* : œdème rétro-auriculaire, chute apparente de la paroi postéro-supérieure du conduit par gonflement œdémateux. On distinguera par la douleur vive causée par la traction du pavillon, par la palpation des régions ganglionnaires du conduit, par les symptômes tirés de l'exploration du conduit.

d) PÉRIOSTITE MASTOÏDIENNE. Nous n'insisterons pas sur ce dernier point. La question de l'existence même de périostite mastoïdienne est dis-

cutée et beaucoup d'auteurs nient l'existence possible de périostite sans ostéite mastoïdienne sous-jacente.

B) DIAGNOSTIC DES AUTRES FORMES.

a) Les abcès mastoïdiens ouverts dans la région temporale sont à distinguer des collections temporales propagées de l'oreille moyenne et du conduit par voie périostique et des collections temporales superficielles, lymphangitiques et lympho-ganglionnaires au cours des otites.

b) Les fusées mastoïdo-occipitales sont aussi à distinguer des adénophlegmons de cette région.

c) Dans les mastoïdes de Bezold ou pseudo-Bezold éviter la confusion avec adéno-phlegmons cervicaux, avec gonflement de la région consécutif aux phlébites jugulaires.

A la période avancée des fistules distantes, il y a eu des erreurs de diagnostic avec d'autres fistules ostéopathiques, en particulier le mal de Pott cervical. C'est aussi l'erreur qui peut être commise dans la forme jugo-digastrique.

d) Dans les mastoïdites avec propagation profonde, il faudra reconnaître l'origine otique des symptômes cérébro-méningés.

LA RADIOGRAPHIE de la mastoïde a été récemment étudiée par Lannois et Gaillard, Beverchon et Worms. Elle peut être faite en incidence sagittale oblique ou en incidence transversale oblique. Elle permet de confirmer un fait établi par d'autres moyens : elle peut intervenir utilement dans certains cas de diagnostic difficile et déterminer notre action thérapeutique.

TRAITEMENT.

Nous n'avons pas l'intention d'étudier la technique de la trépanation mastoïdienne, nous voudrions seulement donner les indications opératoires et insister sur quelques points du traitement.

Les indications sont :

la douleur,
la température,
l'écoulement auriculaire.

a) *Une douleur* mastoïdienne bien localisée à l'antre ou à la pointe qui persiste pendant une une dizaine de jours malgré une large paracentèse, le repos au lit, les divers traitements locaux est en faveur d'une mastoïdite.

b) *Au début, une otite aiguë* s'accompagne d'une *forte élévation thermique* à 39, 40°, puis peu à peu la courbe thermique s'infléchit et en huit ou dix jours atteint le voisinage de la normale. En cas de mastoïdite, elle peut rester élevée, ou bien elle peut baisser légère-

ment, puis se maintenir aux environs de 39° : il n'est pas rare que le début de la mastoïdite se marque par une élévation brusque de la température.

c) *Une otite aiguë* évoluant normalement, présente au début, un écoulement abondant : au bout d'une huitaine de jours, cet écoulement devient plus épais et diminue ; en trois semaines ou un mois, il se tarit complètement. Lorsqu'une mastoïdite vient compliquer l'otite, l'écoulement persiste avec la même abondance, parfois même elle semble augmenter et se faire par décharges successives. Enfin il est des cas assez fréquents, où brusquement, d'un jour à l'autre, l'écoulement cesse. Cette augmentation de l'écoulement ou son arrêt brusque, coïncidant avec des douleurs vers la région mastoïdienne, doit attirer l'attention.

Au point de vue opératoire l'acte capital est **d'ouvrir l'antre ;** mais on ne saurait, sans faire une intervention incomplète, se borner à cela. Il faut se laisser conduire par les lésions et détruire toutes les cellules malades péri-antrales : dans certains cas l'opération peut aboutir à une véritable mastoïdectomie.

Les différentes formes cliniques que nous avons décrites demandent un complément d'intervention particulier.

Une incision cervicale dans les **mastoïdes de Bezold.**

Dans les **formes jugo-digastriques**, il est nécessaire d'aller jusqu'à la zône digastrique et quelquefois jusqu'au voisinage du trou déchiré postérieur.

Dans les **mastoïdites ouvertes dans le conduit**, décoller le conduit cartilagineux et curetter soigneusement le trajet fistulisé.

Dans les **formes occipitales ou temporales** prolonger en arrière ou en haut l'incision rétro-auriculaire.

Dans les **propagations vers l'endocrane** dénuder les méninges temporo-sphénoïdales ou cérébelleuses et agir suivant les lésions trouvées.

Enfin dans le cas **de mastoïdite aiguë au cours d'une otorrhée avec ou sans cholestéatome,** un évidemment pétro-mastoïdien sera **nécessaire.**

IV

Formes Cliniques de la Méningite Tuberculeuse

par Maurice Lamy, interne des Hôpitaux

La méningite tuberculeuse peut revêtir des aspects cliniques extrêmement variés, qui dépendent avant tout du *terrain* sur lequel elle évolue.

On peut l'observer à tous les âges.

TYPE DE DESCRIPTION : **LA MÉNINGITE TUBERCULEUSE DE LA 2e ENFANCE.**

C'est à cet âge qu'on l'observe avec le **maximum de fréquence** et surtout c'est à cette époque de la vie qu'elle présente, avec le plus de netteté, ses deux caractères essentiels :

Au point de vue *évolutif : c'est une méningite subaiguë.*

Au point de vue *anatomique : c'est une méningite basilaire.*

DÉBUT : Extrêmement insidieux. Il est difficile de dire, avec quelque précision, quand la maladie a commencé.

Souvent pendant quelques semaines, quelquefois pendant la convalescence d'une maladie « *anergisante* » (rougeole-coqueluche), on voit apparaître :

1° Des signes qui traduisent **l'imprégnation tuberculeuse :**

Fatigue. Asthénie.

Anorexie.

Pâleur. Amaigrissement.

Elévation de température le soir.

2° Déjà quelques *symptômes* sont plus explicites et attirent l'attention du côté du *système nerveux :*

a) Accès de céphalée intermittente.

b) Sommeil mauvais, agité.

c) Changement de caractère : enfant grognon, somnolent ou au contraire re « douceur teintée de tristesse ».

d) Et surtout dès cette période.

1. Légère *inégalité pupillaire.*
2. *Pouls* rapide, mou, *irrégulier.*

ETAT. Peu à peu, les symptômes se constituent :

Classiquement et schématiquement la maladie va évoluer en **trois phases :**

d'excitation
d'oscillation (période intermédiaire).
terminale ou de paralysie.

PÉRIODE D'EXCITATION :

Dans aucune autre méningite on n'observe aussi nettement le **trépied méningitique :**

1. CÉPHALÉE : intense, continue, avec des paroxysmes ; exagérée par : les mouvements du malade, le bruit, la lumière. L'enfant gémit et porte automatiquement la main à la tête. La nuit surtout, il pousse des cris à caractère bien spécial (hydrencéphalique).
2. VOMISSEMENTS : à type cérébral, c'est-à-dire survenant sans effort, sans raison, à l'occasion d'un mouvement, par exemple quand le malade s'assied dans son lit. Alimentaires puis bilieux.
3. CONSTIPATION : opiniâtre, rétractant la paroi abdominale. Le malade, dès ce moment, présente bien souvent un aspect très particulier :
   il est couché « en chien de fusil »,
   le dos tourné à la lumière (*photophobie*),
   somnolent,
   grognon, hostile à l'examen (hypéresthésie).

En présence d'un tel malade, on recherche immédiatement un symptôme capital : LES CONTRACTURES.

Raideur de la nuque : constante et précoce, mais ne renverse pas la tête en arrière. Demande à être recherchée. La flexion de la tête est *douloureuse*.

Signe de Kernig : Symptôme également très important, quoique un peu moins précoce.

Accessoirement signe de *Brudzinski* (réflexe contro-latéral et signe de la nuque).

De tous ces symptômes :
   les uns (céphalée, vomissements, constipation) traduisent l'*hypertension intra-crânienne.*
   les autres (contractures) sont déjà des *signes de localisation.*

Nous les avons décrits d'abord à cause de leur importance capitale.

Autres symptômes de localisation :

1° SIGNES D'IRRITABILITÉ CORTICALE.

A. **Troubles moteurs :**

En dehors des contractures, on observe assez fréquemment des :

Convulsions : généralisées, très rares.
   à type Br. Jackson : peu fréquentes chez l'enfant.
   localisées surtout *à la face* : mâchonnement.
   grincements de dents.

B. **Troubles réflexes :**

Tendineux : souvent exagérés.

Réflexe cutanéo-plantaire (Babinski) : parfois extension.

C. **Troubles psychiques :**

Délire doux et tranquille ou

Somnolence.

D. **Troubles sensitifs :**

Hypéresthésie.

2° Symptômes basilaires :

Tous les nerfs crâniens peuvent être atteints.

Par exemple : paralysie faciale.

Mais surtout atteinte des *nerfs moteurs de l'œil.*

III. *Strabisme externe, ptosis.* Ce strabisme, ce ptosis sont quelquefois très précoces et constituent un des meilleurs signes de la maladie.

VI. *Strabisme interne.*

En rapprocher l'atteinte de la musculature interne : *inégalité pupillaire.*

Enfin, à cette période, deux autres symptômes très importants :

1° Les troubles vaso-moteurs :

Alternatives de pâleur et de rougeur de la face.

Raie méningitique constante, mais sans valeur pathognomonique.

2° Les modifications du pouls et de la respiration :

Alors que la **température** oscille entre 38 et 39.

Le pouls : 1° à 100, 110 dans les trois premiers jours, se *ralentit* déjà (80-70-60).

2. *vibrant* « comme une corde de basse ».

3. *instable* : le nombre de pulsations varie d'une minute à l'autre.

4. *inégal* : battements d'amplitude variée.

5. *irrégulier* : il n'y a pas toujours le même écart entre 2 pulsations.

La respiration : lente, inégale, irrégulière.

Troubles de l'état général.

Troubles digestifs : anorexie. Langue saburrale, mais reste humide.

Urines : peu abondantes.

Amaigrissement précoce, continu, progressif.

Durée de cette période : une semaine environ.

II. PHASE D'OSCILLATIONS (intermédiaire).

Amélioration apparente due à la sédation de certains symptômes :

La céphalée s'atténue.

Les vomissements disparaissent (on ne vomit qu'au début de la méningite).

L'enfant sort de sa torpeur, parle et demande à manger.

Mais :

Les contractures et les troubles vaso-moteurs persistent ou même s'exagèrent.

On observe une dissociation du pouls et de la température.

La température se rapproche de 37.

Le pouls se ralentit bien davantage encore : 50-40.

III. PÉRIODE DE PARALYSIE (terminale).

Deux ordres de symptômes :

1. MODIFICATIONS DU POULS ET DE LA TEMPÉRATURE :

Température : remonte à 40.

Pouls : atteint 140, 160 : irrégulier, incomptable.

2. PARALYSIES :

Surtout des muscles de l'œil. Apparaissent alors ou s'exagèrent.

Contractures : diminuent.

Aspect typique : figé, œil fixe, strabisme, troubles vaso-moteurs très marqués.

Après quelques jours, abolition des réflexes, troubles sphinctériens, sueurs et mort dans le coma, après 2 à 3 semaines de maladie.

Pronostic toujours fatal, malgré la possibilité de rémission plus ou moins longue.

AUTRES FORMES CLINIQUES CHEZ L'ENFANT.

On en a décrit de nombreuses :

Si prédominent les convulsions : forme éclamptique.

Si domine la torpeur : forme somnolente.

Suivant l'évolution : Forme à début brusque, comateuse d'emblée ; foudroyante, rémittente, etc...

DIAGNOSTIC DE LA 2e ENFANCE :

Si plusieurs des symptômes cardinaux se trouvent réunis (trépied, raideur de la nuque, Kernig, convulsions de la face, paralysie oculaire), le diagnostic est facile. Dans les cas frustes et au début de la maladie on pourrait parler de :

Grippe. Forme typhoïde.

Ou croire à une **réaction méningée** (phénomène banal chez l'enfant) au **début** d'une **pneumonie. rougeole**, etc...

Ou encore à une :

Poliomyélite avec réaction méningée. Dans ce cas, chercher une monoplégie, l'abolition des réflexes.

Encéphalite épidémiqu Diagnostic difficile avec la forme somnolente de la méningite tuberculeuse),

Eliminer aussi les **méningites aiguës** : deux surtout.

1° **Méningite otitique** : Y songer ; examiner les oreilles et au besoin le tympan.

2° **Méningite cérébrospinale** :

Début plus brutal ;

Signes généraux plus accentués ; rachialgie.

Syndrome infectieux : Herpès. Erythèmes. Purpura. Arthralgies.

Ponction lombaire : Liquide trouble ou purulent. Polynucléaires et méningocoque.

Dans tous les cas douteux, la **ponction lombaire** s'impose :

Liquide clair, quelquefois très légèrement jaunâtre. Jamais trouble.

Hypertendu, coulant en jet ou en gouttes pressées.

Production d'un léger voile fibrineux après quelques heures.

CHIMIE :

Albumine : augmentée (1 à 2 gr. au lieu de 0 gr. 20).

Sucre : diminué, mais non disparu comme dans les méningites aiguës (0 gr. 15 au lieu de 0 gr. 50).

CYTOLOGIE :

Réaction cellulaire variable, mais toujours considérable (par exemple 50, 100, 200 leucocytes et même davantage par mm^3 à la cellule de Nageotte).

Lymphocytose exclusive ou très nettement prédominante. Quelquefois polynucléaires assez nombreux.

BACTÉRIOLOGIE :

Centrifugation énergique et prolongée (1 heure) et surtout enrichissement (12 à 24 heures à l'étuve), suivi de centrifugation, coloration de Ziehl, recherche méthodique et patiente : on trouve très souvent le bacille de Koch. Culture du liquide (gélose, sang ; milieu de Pétroff) = + ; malheureusement réponses trop tardives. Inoculation au cobaye : +.

Possibilité de *surinfection* : pneumocoque surtout.

MÉNINGITE TUBERCULEUSE DU NOURRISSON.

Passait pour rare.

Depuis le P. L., elle est reconnue plus fréquemment que ne le disent les classiques.

Elle présente un certain nombre de caractères spéciaux :

1. La longue **période prodromique** est souvent absente. Le début paraît être en général assez brusque.

2. Le **trépied** est beaucoup moins net.

La céphalée n'existe pas ou ne peut être mise en évidence.

Les vomissements constituent un phénomène banal chez le nourrisson.

La constipation est très inconstante : souvent diarrhée.

3. Les **contractures** sont moins marquées et l'examen plus difficile (l'enfant se défend).

Exploration patiente. Epreuve de la suspension (Lesage).
Chercher le strabisme.
l'inégalité pupillaire.

De plus chez le nourrisson :

a. Pratiquer la *cuti-réaction* : positive, elle signe l'infection tuberculeuse.

b. Rechercher *la tension de la fontanelle*, qui traduit l'hypertension intra-crânienne.

FORMES CLINIQUES :

1. **F. hémiplégique.**
2. **F. hydrocéphalique** due à la distension des ventricules latéraux.

Et surtout :

3. **F. éclamptique** *convulsions* généralisées ou Br. Jacksonniennes.
4. **F. somnolente :** la plus fréquente chez le nourrisson :
   a) Accès de sommeil, puis sommeil permanent, puis coma.
   b) Pouls instable et extrêmement irrégulier.
   c) Catalepsie oculaire : fixité du regard, perte du clignement.
   d) Amaigrissement précoce et considérable.

DIAGNOSTIC

Eliminer :

Si diarrhée et fièvre : une gastro-entérite : Fièvre plus élevée.
Diarrhée plus abondante.
Déshydratation plus rapide.

Si convulsions : Helminthiase.
Poussée dentaire.
Début de maladie infectieuse.
Tétanie (spasmes carpo-pédaux ; s. de chowsteck).

Si somnolence : azotémie du nourrisson (Dosage d'urée dans le sang ou le liquide c. rachid.).

En cas de doute et en présence du syndrome : Convulsions avec fièvre, *pratiquer la ponction lombaire.*

MÉNINGITE TUBERCULEUSE DE L'ADULTE :

Là encore, aspect bien spécial et très différent.

1. C'est presque autant une tuberculose *cérébrale* que méningée.
2. Elle est *moins diffuse*, plus localisée.
3. Elle est plutôt *corticale* que basilaire.
4. Elle est très souvent *monosymptômatique.*
5. Son **évolution est rapide** (12-15 jours). Elle « brûle les étapes ».

2 cas : Il s'agit d'un tuberculeux avéré.
Il s'agit d'un individu jusque-là bien portant.

A) CHEZ LE TUBERCULEUX AVÉRÉ :

La méningite constitue *un simple épisode terminal* chez un cavitaire.

Amélioration de certains symptômes : toux et dyspnée s'amendent.
l'expectoration diminue.

Mais il apparaît un signe nouveau et souvent isolé : un peu de céphalée, un vomissement, du délire, de la somnolence.

Coma et mort rapide.

B) MÉNINGITE D'APPARENCE PRIMITIVE :

Aspects cliniques extrêmement nombreux et variés. Allures trompeuses.

1° F. MOTRICES :

1. Convulsions généralisées : f. éclamptique.
localisées à type Br. Jack. (important).

2. Paralysies : monoplégie (surtout du M. inf.) ou
hémiplégie.

2° F. SENSITIVES :

F. céphalalgique pure : f. fréquente. La céphalée est le seul symptôme.

3° F. PSYCHIQUES :

a. Soit délire non systématisé, diffus, onirique. Le malade a l'aspect d'un typhique ou d'un alcoolique délirant.

b. Soit délire systématisé (religieux, érotique, etc.). F. médico-légales.

4° F. COMATEUSES :

2 cas : ou bien somnolence et coma progressif.
ou bien ictus apoplectique et coma brutal.

DIAGNOSTIC

On conçoit le nombre considérable d'erreurs de diagnostic auxquelles expose la méningite tub. de l'adulte : suivant les cas, le malade sera considéré comme :

un **urémique** (céphalée, convulsion).
un **encéphalitique** (somnolence).

On le croira atteint de : **tumeur cérébrale** (épilepsie, céphalée, paralysie).
hémorragie méningée ou ramollissement cérébral.

Si l'on fait le diagnostic de méningite, encore faudra-t-il éliminer :

La méningite cérébro-spinale.

La méningite otitique

La méningite syphilitique surtout (secondaire).

Qui peut simuler la ⚲ par début progressif, céphalée.
insomnie, troubles oculaires.

Etat général bien meilleur.

Mais : Malade plus lucide.
Evolution vers la guérison.

Et aussi : coexistence d'autres accidents syphilitiques
examen du sang : réaction de Wassermann.

Dans tous les cas, ne pas hésiter à recourir à la ponction lombaire.

Bien souvent, c'est elle seule qui permettra d'affirmer le diagnostic.

V

Coxalgie

SIGNES ET DIAGNOSTIC

par Raymond Bernard, Interne des Hôpitaux
Aide d'Anatomie

SYMPTOMATOLOGIE.

On distingue trois périodes dans l'évolution de l'ostéoarthrite tuberculeuse de la hanche.

I. — De début.

II. — D'état.

III. — Des attitudes vicieuses et complications.

Cette division est classique, mais des étapes peuvent être sautées ou d'autres fois l'évolution arrêtée en cours de route ; néanmoins, nous ferons une analyse des signes en suivant ce schéma.

I. — PÉRIODE DE DÉBUT.

L'enfant est amené parce qu'il refuse de marcher longtemps, se plaint de lassitude ou simplement parce que les parents ont remarqué une gêne de la marche (*qu'ils attribuent toujours à un traumatisme*).

Il faut faire une place à part pour la *gonalgie* qui ne doit pas faire égarer le diagnostic.

Tout tableau fonctionnel de ce genre doit faire pratiquer immédiatement un examen complet et méthodique, et pour cela il faut *faire déshabiller l'enfant qui doit être complètement nu.*

1° On fait tenir l'enfant devant soi, au garde à vous.

Rapidement il plie le genou du côté malade.

Cette position hanchée est un excellent signe.

Vu par derrière, on note aussi un peu de chute du pli fessier qui indique l'atrophie des fessiers.

Les mêmes signes se mettent mieux en évidence par l'épreuve de la *station alternée* : quand l'enfant doit se tenir sur le membre malade il ne peut y rester et pose immédiatement l'autre pied sur le sol.

2° On fait marcher l'enfant.

On peut remarquer qu'il part sur le membre malade, qu'il s'arrête sur le membre sain et qu'il pose doucement le pied du côté malade, ce qui crée une boiterie visible.

COXALGIE

On peut aussi déceler la boiterie par l'inégalité des sons. (*Signe du maquignon*).

3° **On met l'enfant sur une table** et l'on procède à la série des examens suivants :

a) Limitation des mouvements de rotation.

Quand on essaie de rouler les condyles fémoraux sur la table, on n'a pas la même aisance que du côté sain.

b) Limitation des mouvements de flexion et abduction.

On plie quelquefois facilement la cuisse, mais dans cette flexion, si on écarte le membre en abduction, le mouvement se fait plus difficilement et moins à fond que du côté sain et provoque la tension de la « *corde des abducteurs* ».

c) Limitation de l'hyperextension.

C'est le signe le plus précoce. Le sujet étant couché sur le ventre, les genoux pliés et le bassin fixé par une main, si on soulève alternativement les deux membres, on ne peut provoquer l'hyperextention normale du côté malade.

d) Atrophie musculaire.

Elle porte surtout sur le quadriceps et les fessiers.

Elle est plus appréciable en pinçant les deux cuisses par comparaison, qu'en les mesurant à des niveaux égaux.

e) Recherche des adénopathies iliaques.

Les ganglions peuvent manquer sans que cela doive faire rejeter le diagnostic. Ce sont des ganglions peu volumineux, durs, mobiles, indolents.

f) Points douloureux.

On les cherche : en avant au niveau de la tête ou dans la fesse par flexion.

En somme à cette période, où doit être fait le diagnostic, on peut noter combien le symptôme douleur occupe peu de place. Elle est nulle ou presque nulle pendant longtemps.

Les signes fonctionnels sont des signes de *réaction articulaire (limitation ou atrophie) indiquant l'arthrite, dont la nature tuberculeuse est signée par l'adénite iliaque.*

Noter aussi que ces signes sont *intermittents* et calmés par le repos.

II. — PÉRIODE D'ÉTAT.

1) Les signes fonctionnels.

Sont plus ou moins intenses. Il faut insister sur la grosse valeur du caractère nocturne des douleurs, qui réveillent le malade.

La marche est difficile, l'enfant ne pose plus que l'avant-pied sur le sol, en sautillant.

[illegible]

2) **L'état général.**

Est quelquefois un peu altéré déjà.

3) **Examen. Signes physiques.**

1° *Debout :*

L'examen révèle une attitude vicieuse. Il y a flexion du genou et équinisme, avec rotation externe du pied. De plus l'épine iliaque est abaissée et plus saillante en avant du côté malade.

— Cette attitude correspond à une immobilisation de l'articulation par contracture, en flexion, abduction, rotation externe, qui lui donne sa capacité maxima.

2° *Examen couché.*

On doit étudier :

a) *L'attitude vicieuse.*

Les compensations.

L'attitude est en effet corrigée :

La *flexion par ensellure lombaire* : la main passe facilement entre les lombes et la table.

L'*abduction* par *abaissement du bassin.*

La *rotation externe* par sa *projection en avant.*

Aussi pour apprécier *exactement* l'attitude vicieuse, faut-il mettre le membre malade dans la position qui supprime exactement les compensations précédentes.

b) *Etat local.*

Les téguments sont déjà modifiés. Il apparaît de la circulation veineuse sous-cutanée, de l'empâtement, des points douloureux. L'atrophie musculaire est devenue considérable. Enfin les ganglions iliaques nombreux, moins caractéristiques que précédemment, sont quelquefois volumineux, empâtés et un peu douloureux. Ils indiquent dans ce cas UNE TUBERCULOSE GRAVE ET RAPIDE.

III. — PÉRIODE DES COMPLICATIONS.

1) **Luxations.**

1° Il existe des luxations *précoces avec tête fémorale saine*, peut-être dues à une hydarthrose qui chasse la tête (et qu'il faut réduire comme une luxation ordinaire après quoi la tuberculose évolue normalement).

2° Il existe des luxations véritables par usure osseuse, relativement fréquentes.

3° En dehors de ces cas, le terme luxation est mauvais. Il s'agit de *déplacements intra-articulaires*, par éculement de la paroi postéro-supérieure du cotyle et usure de la tête.

COXALGIE

Cet état anatomique donne lieu à une deuxième attitude vicieuse en :

FLEXION, corrigée par *ensellure lombaire*.

ADDUCTION, par *ascension du bassin*.

ROTATION INTERNE par *projection en arrière* de l'épine iliaque. C'est par la continuation de ce processus qu'on arrive à la luxation véritable, vue plus haut, qui est une luxation postéro-externe, la tête pouvant être sentie dans la fosse iliaque externe.

Il est classique, pour toutes les attitudes vicieuses, de pratiquer des MENSURATIONS : à cette période, seul est intéressant le raccourcissement réel, qui correspond à l'élévation de la tête usée dans le cotyle agrandi, et qui se mesure le plus simplement sur la plaque radiographique.

2) Abcès.

Ils peuvent être le premier signe en date de la coxalgie.

1° DATE D'APPARITION.

Habituellement ils sont tardifs : au cours des 2e, 3e années surtout. On sait qu'ils peuvent apparaître 5 et 10 ans et même davantage après le début. Au contraire, ils sont quelquefois PRÉCOCES, apparaissant entre le 6e et le 12e mois. Le fait est rare, mais il indique une FORME GRAVE ET RAPIDE DE LA TUBERCULOSE. Ils s'accompagnent dans ce cas d'empâtement périarticulaire très marqué.

2° MODE D'APPARITION.

Ils apparaissent quelquefois dans des crises douloureuses ; d'autres fois avec des douleurs moins marquées. Le plus souvent ils s'installent insidieusement, d'où la règle absolue d'instituer la SURVEILLANCE SYSTÉMATIQUE DE TOUTE COXALGIE.

3° MANIÈRE DE RECHERCHER LES ABCÈS.

Ils sont décelés le mieux en passant la main comme dans un massage ; l'abcès ne se déprimant pas comme les muscles sains, la main est arrêtée et les découvre bien plus précocement que par la palpation :

Plus tard, ils constituent une tumeur rénitente ou fluctuante.

4° SIÈGE.

Ils viennent de l'articulation. Depuis elle, ils fusent soit en avant, soit en dedans, soit en arrière.

Abcès antéro-externes.

Ils fusent entre le couturier et le fascia lata ou sous les vaisseaux qui constituent un *danger pour leur ponction.*

Abcès antéro-internes.

Ils fusent dans les adducteurs. Ils sont très difficiles à traiter. Ils forment des poches multiples dans les adducteurs avec des

COXALGIE

cloisonnements : les ponctions sont incomplètes ou quelquefois blanches.

Abcès postérieurs.

Ils fusent dans la fesse. Ils sont beaucoup plus rares. De là, ils peuvent fuser dans le creux poplité.

Abcès intra-pelviens.

Ils sont dus à une *perforation du cotyle.*

Les abcès ressortent au-dessus du pubis ou par la grande échancrure sciatique.

Pratiquement, ils ne s'ouvrent jamais dans un viscère.

Le TOUCHER permet de les découvrir.

5° ETAT GÉNÉRAL QUAND IL Y A DES ABCÈS.

Dans les formes lentes l'état général est très bon.

Il est mauvais dans les TUBERCULOSES A MARCHE RAPIDE la température est élevée, le teint blafard. Un tel état général doit toujours faire présumer qu'il y a des abcès et incite à les rechercher.

6° NOMBRE DES ABCÈS.

Dans les coxalgies fermées : il n'y a qu'un abcès. A moins de *tuberculose grave.*

7° EVOLUTION DES ABCÈS.

a) *Bien traités.* — *Ils doivent se résorber* à la longue.

b) *Spontanément.* — Ou DANS LES T. GRAVES et malgré les *ponctions rapprochées et répétées.* Ils gagnent, ils amincissent la peau, la font rougir, aboutissent à des fistules. A ce moment, l'infection secondaire peut souvent être évitée. Si l'on fait des pansements aseptiques, les fistules se ferment par la suite.

En dehors de ces cas, *l'infection secondaire est fatale.* Un beau jour, la suppuration s'arrête, il apparaît des douleurs, la température monte. Puis un 2e abcès s'ouvre au même endroit ou à côté, aboutissant lui-même à une deuxième fistule jusqu'à, quelquefois, un grand nombre, 6-8-10 fistules.

EVOLUTION. PRONOSTIC.

1) **Dans la coxalgie multifistuleuse.** L'état général est de plus en plus mauvais. Infection, fièvre hectique, amaigrissement considérable, pâleur spéciale, indiquent une évolution fâcheuse.

L'apparition d'albuminurie indique la dégénérescence amyloïde, et à partir de ce moment, le sujet est condamné à mourir rapidement. Cependant même, à ce moment, la résection de la hanche a pu sauver quelques sujets. C'est dans ces formes que le sujet est quelquefois emporté par une granulie, une méningite.

2) A *l'opposé* on parlait de **formes abortives ?** Il faut se méfier de ces prétendues coxalgies qui guérissent en moins de deux ans ou qui

COXALGIE

avortent. Aujourd'hui, on semble admettre que ce n'étaient pas des arthrites tuberculeuses.

3) **Guérison par ankylose fibreuse.**

Elle est très fréquente. Le sujet conserve quelque mobilité dans un cal indolent. Il faut bien dire que si ce sujet a un pronostic FONCTIONNEL meilleur, le cas est quand même dangereux, le réveil de la tuberculose y étant plus facile et plus fréquent.

4) Faire une place à part à la « **Pseudarthrose intra-cotylienne** ». Dans cette forme, il y a une énorme usure osseuse. Il ne reste plus qu'une toute petite pointe de la partie inférieure du col fémoral en bec d'oiseau, attachée par des tractus fibreux peu serrés à un cotyle immense. Il en résulte des mouvements très étendus avec une attitude toujours bonne.

Mais ce sont des malades qui ne peuvent marcher, qui n'ont pas de point d'appui, qui souffrent et sont toujours sous la menace de récidive, celles-ci se répètent pendant presque toute la vie où le malade, qui est un grand infirme, est condamné à porter des appareils définitifs en celluloïd ou en cuir.

5) **Guérison en ankylose.**

C'est le mode de guérison des coxalgies bien traitées.

Mais le point délicat est le DIAGNOSTIC DE GUÉRISON.

Quand arrêter un traitement si long ?

Comment apprécier que la reprise de la marche ne vas pas amener une reprise de la tuberculose ?

Les éléments de ce diagnostic sont :

a) LA SUPPRESSION DE L'EMPATEMENT.

b) LA DISPARITION DE L'ADÉNOPATHIE.

c) Surtout une image radiographique spéciale où les contours redeviennent nets et bordés de noir (lésions dites en deuil).

d) Surtout aussi, *reprise sans incident de la marche* qu'on ne doit quand même autoriser qu'avec la plus grande prudence.

L'ankylose en bonne attitude.

Permet une marche *extraordinairement aisée.*

L'ankylose en attitude vicieuse.

De flexion, adduction, rotation interne, donne quand elle est accentuée une marche spéciale avec projection en arrière des fesses au moment de l'appui sur le membre malade.

C'est à cette période que le RACCOURCISSEMENT FONCTIONNEL est à étudier exactement, parce qu'une opération : l'OSTÉOTOMIE, peut le diminuer dans des proportions considérables.

Ce raccourcissement fonctionnel est la somme de trois facteurs.

1) ASCENSION DE LA TÊTE USÉE DANS UN COTYLE USÉ.

2) ARRÊT DE DÉVELOPPEMENT DU FÉMUR ET DU TIBIA.

COXALGIE

3) Raccourcissement dû à l'élévation du bassin nécessaire pour la correction de l'attitude vicieuse, d'adduction et de flexion.

L'ostéotomie ne peut rien contre les deux premiers facteurs, elle corrige le 3e.

6) **Séquelles trophiques.** La coxalgie laisse toujours un degré important d'atrophie musculaire qui persiste toute la vie. Mais elle entraîne souvent, quand la coxalgie a évolué avant le développement du bassin et que le sujet n'a pas été immobilisé, une déformation du bassin, c'est le *bassin coxalgique qui est un mauvais bassin* et qui est souvent une indication à la Césarienne.

FORMES CLINIQUES.

Etudier :

1) **Forme à début aigu.**

Commençant par des douleurs violentes avec contracture intense, une température à 39°, des sueurs.

L'examen révèle une arthrite aiguë dont la nature tuberculeuse est à diagnostiquer et à distinguer surtout de l'ostéomyélite aiguë.

Ce diagnostic se fera par :

L'interrogatoire serré qui révèle parfois que ce début aigu n'est pas toujours le premier en date, surtout par l'évolution : Après quelques jours d'extension continue, l'affection évolue comme une coxalgie ordinaire.

2) **Formes rapides.**

Avec ganglions précoces. Température. Amaigrissement.

Empâtement périarticulaire, abcès rapides et fistulisation, et entraînant la mort malgré le traitement.

3) **Forme du nourrisson.**

Son pronostic est très mauvais. Chez lui l'immobilisation est impossible, la fistulisation certaine. L'imprégnation bacillaire est profonde et généralement fatale.

4) **La forme de l'adulte.** — Chez lui la coxalgie est plus rare, elle est grave donnant des abcès. Elle dure des années, souvent ne guérit pas.

5) **Les formes associées.**

1) La coxalgie double est assez fréquente. Elle est plus sérieuse et donne lieu assez souvent à une généralisation tuberculeuse. Si elle guérit, la marche sera à peine possible, se faisant uniquement par les genoux et les tibio-tarsiennes, avec balancements du corps.

2) La coxalgie associée au mal de Pott est également **très grave.**

DIAGNOSTIC.

On a vu l'importance d'un diagnostic précoce. On l'établira sur des *examens répétés* au cours desquels il faut qu'on retrouve les mêmes constatations.

COXALGIE

En cas de doute, *on ordonnera 15 jours de repos.* Après lesquels on fera reprendre la marche pendant 15 autres jours.

Une affection bénigne est guérie par ce repos, qui n'empêche pas une coxalgie de continuer son évolution.

LA RADIOGRAPHIE est très précieuse. Elle doit être une radiogaphie des deux hanches en position symétrique, l'ampoule centrée sur l'axe médian du corps.

Au début. *Elle montre un pincement de l'espace clair articulaire,* en haut, avec élargissement en bas. Elle montre aussi ce qu'on appelle la rupture de l'*ogive cervico-pubienne.*

A la période d'activité. Elle montre surtout un *flou général,* qui indique l'évolution du foyer. On peut voir également les lésions voisines du cotyle de l'ilion, de l'ischion, les hyperostoses, dues à l'ostéomyélite secondaire sur le fémur et le cotyle dans les coxalgies fistuleuses.

Ajouter qu'il faut faire *une radio tous les 6 mois* pour juger exactement l'évolution d'une coxalgie. Les documents ainsi réunis sont le meilleur élément du diagnostic de la guérison. (Voir plus haut).

DIAGNOSTIC DIFFÉRENTIEL.

1) **Chez l'enfant.**

Quand il souffre, éliminer :

La tumeur blanche du genou (coxalgie).

Le mal de Pott.

Quand il boite.

La luxation congénitale.

La coxa vara rachitique.

La paralysie infantile

La coxa plana.

2) **Chez l'adolescent**. Penser en plus :

Aux douleurs de croissance.

A l'ostéomyélite subaigüe ou chronique. (D. difficile radio).

A la sacro-coxalgie, exceptionnelle d'ailleurs ici, *à la coxa-vara des adolescents.* (D. par attitudes spéciales et radio).

A la coxalgie hystérique.

3) **Chez l'adulte.** Eliminer.

La sciatique.

La sacro-coxalgie.

Le rhumatisme blennorragique.

Le tabès.

Mais il faut ajouter, pour l'adolescent et l'adulte surtout, des diagnostics difficiles et pourtant de premier plan.

COXALGIE

1°) **Les ostéites juxta-coxales.**

Les trois parties de l'os coxal, le col fémoral, le trochanter, peuvent être atteints de cavernes tuberculeuses *dont le diagnostic est primordial parce qu'on doit les trépaner et cureter immédiatement afin d'éviter un grand nombre de fois une coxalgie certaine le jour où la géode atteint le cartilage articulaire.*

On y pensera chaque fois qu'on se trouvera en présence d'une *limitation incomplète ou paradoxale* des mouvements, ou d'abcès sans boiterie et sans phénomènes d'arthrite.

2°) **Les arthrites chroniques non tuberculeuses.**

Les arthrites d'études récente, sont infiniment fréquentes. A part les cas où le diagnostic en est fait de façon certaine par une image radiographique spéciale, surtout la présence d'*ostéophytes* qui ne peuvent exister dans une tuberculose (la T. ne construit pas), le D. en est fait surtout par *des épreuves de laboratoire faites systématiquement.*

1) *Le Wassermann systématique* qui révèle un nombre relativement considérable de syphilis héréditaire.

2) *La cuti-réaction systématique.*

Quand cette dernière est négative, on peut affirmer qu'il ne s'agit pas de tuberculose et il faut penser à une des nombreuses affections chroniques, non tuberculeuses de la hanche, dont beaucoup sont encore mal connues.

DIAGNOSTIC DES ABCÈS. — Distinguer les abcès de la coxalgie de ceux

du mal de Pott,
des ostéites juxta-costales,
de la sacro-coxalgie,
de l'ostéomyélite.

TRAITEMENT. — Il comporte :

1) *Le traitement général* (cure marine, hygiène, etc.).
2) *Le traitement local.*

Celui-ci pour une coxalgie sans complications.

Est essentiellement le *décubitus dorsal*, seul vrai traitement.

Un coxalgique ne doit pas marcher avant la pleine guérison. (Pour l'adulte, la nécessité où il est de gagner sa vie oblige trop souvent à la méthode ambulatoire des appareils plâtrés).

Quand il y a *mauvaise attitude.*

L'extension continue ramène le membre dans la rectitude. Si elle ne suffit pas, il faut réduire sous anesthésie et plâtres. Souvent d'ailleurs, on n'arrive à cette réduction qu'en plusieurs étapes.

Le traitement *des abcès* consiste essentiellement à les ponctionner, qu'on injecte ou non des substances modificatrices à leur intérieur.

Il ne faut pas oublier que dans les *cas jugés désespérés*, la résection de hanche a pu sauver quelques sujets, et même que parmi ceux que cette résection n'améliore pas, la désarticulation a tiré d'affaire malgré qu'elle soit terriblement shockante, quelques malades, rares d'ailleurs.

Index Bibliographique de l'A. E.

Hémorragie cérébrale

1. J. Lhermite, in *Traité de Pathologie de Sergent, T. VI, p. 194.*
2. Claude. — Neurologie, in *Collection Baillère.*
3. P. Marie et L. Kindberg, in *Presse Médicale, 1914, n° 45.*
4. Martin et Ribierre, in *Bulletin Médical, 1922, 22 mai.*
5. *Gazette des Hôpitaux, 1909, nos 114, 117, 120.*

Mastoïdites aiguës

1. H. Bourgeois, in *P. P. C., T. II, p. 59.*
2. *Gazette des Hôpitaux, 1909, nos 140-143-146.*
3. *L'Hôpital, 1923, avril B et mai A.*

Méningite tuberculeuse

1. Nadal, in *Traité de Pathologie de Sergent, T. XVIII, p. 739.*
2. Castaigne et Taisseau, in *Livre du Médecin.*
3. Masselot, in *Gazette des Hôpitaux, 1912, n° 65.*
4. L. Ramond. — *Conférences de clinique médicale,* 2e série, page 138.
5. *L'Hôpital, 1920, n° 20.*
6. Terris, in *Gazette des Hôpitaux, 1923, n° 26.*
7. *La Section de Médecine, 1923, n° 6.*

Coxalgie

1. Broca. — Chirurgie infantile.
2. Ombredanne. — *Précis clinique et opératoire de Chirurgie infantile.*
3. Tixier, in *P. P. C., T. IV, p. 948.*
4. *Monde Médical, 1920, 15 janvier.*
5. *L'Hôpital, 1921, nos 40 et 41.*
6. Thouvenin. — *Gazette des Hôpitaux, 1919, nos 23, 25, 27.*
7. Thouvenin. — *Gazette des Hôpitaux, 1922, n° 51.*
8. *Vie Médicale, 1922, n° 20.*

www.ingramcontent.com/pod-product-compliance
Ingram Content Group UK Ltd.
Pitfield, Milton Keynes, MK11 3LW, UK
UKHW020338180726
13839UKWH00002B/783

9 782329 562711